阿尔茨海默病发病机理及其相关生物活性物质研究

姜招峰　主编
戴雪伶　黄汉昌　常　平　副主编

中国轻工业出版社

图书在版编目（CIP）数据

阿尔茨海默病发病机理及其相关生物活性物质研究/姜招峰
主编. —北京：中国轻工业出版社，2017.10
　ISBN 978-7-5184-0914-3

　Ⅰ.①阿…　Ⅱ.①姜…　Ⅲ.①老年痴呆症—病理—研究
②老年痴呆症—生物活性—研究　Ⅳ.①R592

中国版本图书馆 CIP 数据核字（2016）第 089555 号

责任编辑：李亦兵　贾　磊　　责任终审：张乃柬　　封面设计：锋尚设计
版式设计：宋振全　　　　　　　责任校对：吴大鹏　　责任监印：张　可

出版发行：中国轻工业出版社（北京东长安街 6 号，邮编：100740）
印　　刷：北京君升印刷有限公司
经　　销：各地新华书店
版　　次：2017 年 10 月第 1 版第 2 次印刷
开　　本：720×1000　1/16　印张：7.25
字　　数：140 千字
书　　号：ISBN 978-7-5184-0914-3　　定价：80.00 元
邮购电话：010 – 65241695
发行电话：010 – 85119835　传真：85113293
网　　址：http：//www.chlip.com.cn
Email：club@ chlip.com.cn
如发现图书残缺请与我社邮购联系调换
171347K1C102HBW

前　言

　　阿尔茨海默病（Alzheimer's Disease，AD）即人们熟知的老年痴呆症，是一种中枢神经系统退行性病变疾病。该病患者承受着认知功能（记忆、抽象思维能力、逻辑思考能力等）减退和非认知性精神症状（如日落综合征等）带来的痛苦，患者及其家属的工作和日常生活受到严重干扰。随着社会逐渐老龄化，阿尔茨海默病的患病人数和潜在发病人数不容乐观，因而阿尔茨海默病的发病机理、治疗措施等相关研究一直是世界上众多科学家的研究热点。阿尔茨海默病的发病原因已形成了若干假说，如淀粉样蛋白级联假说、基因假说、Tau 蛋白过磷酸化假说、自由基代谢异常假说。经过多年的研究与验证，围绕着 β - 淀粉样蛋白这一核心物质的淀粉样蛋白级联假说一直占据着机理研究的主流地位。同样，围绕着 β - 淀粉样蛋白这一核心物质引发的相关作用途径都已成为筛选抗阿尔茨海默病的生物活性物质的作用靶点。这些生物活性物质的筛选研究，有些是新鲜出炉，有些已非常成熟，获得了美国食品和药物管理局（FDA）认可进入临床。这些科研资料的积累都为开发治疗阿尔茨海默病的药物奠定了坚实的基础。

　　本书旨在概述当前对 β - 淀粉样蛋白及其涉及的神经毒性途径的研究，并以这一过程中涉及的靶点为基础筛选得到可能具备抗阿尔茨海默病的生物活性物质，为从事阿尔茨海默病研究的科研人员、研究生提供一些背景资料和较前沿的生物活性物质研究进展。

　　本书的编写主要由北京联合大学功能食品科学技术研究院的科研人员完成，该院的研究生刘文娟、许可、张姣、洪亮等投入了大量的时间协助完成资料的收集、整理及校对工作。本书的出版得到了北京市属高等学校人才强教计划——高层次人才项目（PHR20090514）的支持。在此一并表示衷心感谢！

　　由于时间仓促，加之编者水平有限，书中错漏之处难免，恳请读者指正！

编　者

目　　录

第一章　阿尔茨海默病概述

　　痴呆在老年性疾病中的关注程度已跃居前位，老年痴呆无论在国内还是国外均已成为威胁老年健康的一大杀手，是仅次于心血管病、癌症、脑卒中之后威胁老年人生命健康的高发病。老年期痴呆包括阿尔茨海默病（AD）、血管性痴呆（VD）和混合性痴呆等。阿尔茨海默病是由德国人 Alois Alzheimer 于1906 年首先描述的一种严重危害人类健康的神经退行性疾病。

　　1901 年 11 月 25 日，51 岁的女性患者奥古斯特入院时，其家人陈述：患者 5 年来发生渐进性的记忆力和理解力减退、说话不顺畅乃至错乱、听幻觉、失去辨别事物与方向的能力、性格偏执、日常生活中拒绝家人的帮助等。Alois Alzheimer 将这个女病人收入医院诊治，并对患者进行医学检查，确认其上述症状均很明显，并且书写自己的名字也会错乱。经过反复对症治疗，其症状未能改善却继续加重，直至 1906 年 4 月 8 日病逝。

　　Alois Alzheimer 对患者脑组织进行病理检查，发现广泛性萎缩，脑重量减轻，病理切片的显微镜检视主要为大脑皮质和皮质下灰质呈现广泛神经细胞脱失、胶质细胞增生、神经元纤维缠结以及嗜银染色的斑块等。1906 年 11 月 26日，在德国慕尼黑举行的德国精神病学会年会中，Alois Alzheimer 首次报告了他对这例 51 岁脑功能渐进性衰退女患者长达 4 年多的观察、诊治、追访以及研究的结果，并将这种病症命名为脑功能渐进性衰退的失智症。1910 年，德国精神病学家克雷皮林在其编撰的第 8 版《精神病学》教科书中，把 Alois Alzheimer 报道的上述病症冠以他的名字，称为阿尔茨海默病（Alzheimer's Disease）。

　　阿尔茨海默病患者一般会从最初的轻微健忘和思维混乱发展为神经功能严重丧失，日常生活完全不能自理，由发病至死亡平均病程为 8～10 年，以不断发展的记忆障碍、全面智能减退、个性改变以及精神行为异常为主要临床表现，是老年性痴呆最常见的形式之一。在阿尔茨海默病发病早期，日常行为主要表现为记忆力减退，尤其以近期记忆障碍为主；在发病中期，有明显的认知功能障碍，近事遗忘尤为显著，远期记忆也明显受累，并出现抽象思维能力丧失；在发病晚期，形成重度痴呆，记忆行为、逻辑思维、语言表达和运动协调逐步丧失。

　　阿尔茨海默病是渐进性的中枢神经系统性退行性疾病，从组织病理上看，阿尔茨海默病患者的大脑尸检主要表现为神经元外沉积大量的老年斑（SP），而神经元胞体内形成神经元纤维缠结（NFT）。造成阿尔茨海默病患者以上组织病理病变的因素目前依然不清楚。一方面，阿尔茨海默病病程时间长，临床上监测阿尔茨海默病患者的日常行为比较困难；另一方面，老年斑和神经元纤维缠结是确证阿尔茨海默病病理的特异因素，而这两个因素在活体水平上的检测目前还存在一定的困难。因此，目前急需开发、完善阿尔茨海默病病症诊断及病程程度的评价方法。

一、阿尔茨海默病流行病学研究

自20世纪50年代以来，关于阿尔茨海默病的流行病学研究已在世界上很多国家普遍开展并逐渐深入。阿尔茨海默病是与老龄化相关的神经退行性疾病，调查显示，65岁以上老人的年平均发病率为1%～3%，65岁者发病率为2.5%，而90岁以上者发病率达到85.6%。随着社会人口老龄化的迅猛发展，老年人在人群中的比重越来越大，阿尔茨海默病必将成为一个不可忽视的卫生和社会问题。目前，世界范围内老年痴呆患者据估计已超过3500万，到2050年这个数字可能会超过1个亿，这将为社会带来巨大的经济负担（图1-1）。由于缺乏有效的预防及治疗措施，在发达国家阿尔茨海默病已成为继心脏病、癌症和中风之后的第四大死因。

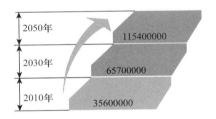

图1-1　国际阿尔茨海默病组织（ADI）对阿尔茨海默病患者人数的统计和预测数字

（一）阿尔茨海默病患病率

1. 欧美地区

在欧美发达国家，老年痴呆患者中的50%～60%是阿尔茨海默病。欧洲老年人阿尔茨海默病的患病率在65～69岁为0.6%，大于90岁者为22.2%，年龄标化患病率为4.4%。美国阿尔茨海默病患病人数已达500万，预计在2050年将增加至1000万。

2. 中国

我国从20世纪90年代起，60岁以上的老人已达1.26亿，占全国总人口的10%，提前进入人口老龄化的行列。2011年4月28日国家统计局公布第六次全国人口普查数据显示，我国60岁及以上人口占总人口的13.26%，比

2000 年上升了 2.93%，其中 65 岁及以上人口占 8.87%，比 2000 年人口普查上升了 1.91%，据估计 2025 年可达 2.8 亿，占总人口的 18.4%。随着人口老龄化的日趋明显，阿尔茨海默病必将成为一个严重的社会问题。2005 年在北京、上海、成都、西安 4 个主要城市进行老年痴呆患病率调查显示，65 岁以上老年人阿尔茨海默病患病率男性为 3.4%，女性为 7.7%，总患病率为 5.9%。该结果提示，我国阿尔茨海默病的患病率与西方国家资料接近。根据这一结果估计，我国现有阿尔茨海默病患病人数达 350 多万。

（二）阿尔茨海默病发病率

在流行病学研究中，发病率比患病率更为重要，它能直接提示阿尔茨海默病的危险因素，更好地描述阿尔茨海默病的时间分布。

欧洲国家阿尔茨海默病的发病率在 65～69 岁、70～74 岁、75～79 岁、80～84 岁、85～89 岁分别为 2.5‰、5.2‰、10.7‰、22.1‰、46.1‰，美国在上述各年龄段中阿尔茨海默病的发病率依次为 6.1‰、11.1‰、20.1‰、38.4‰、74.5‰，东亚各国在上述各年龄段中阿尔茨海默病的发病率为 0.7‰、2.1‰、5.8‰、14.9‰、39.7‰。

有研究显示，10 年前我国上海地区 55 岁以上、60 岁以上及 65 岁以上阿尔茨海默病发病率分别为 0.42%、0.56%、0.89%，并且年龄每增加 5 岁，阿尔茨海默病的发病率增加 1.06 倍。屈秋民等对西安地区的调查结果与上海相似，阿尔茨海默病发病率 55 岁以上为 0.54%，65 岁以上为 0.69%，男、女阿尔茨海默病发病率无显著差异。北京城乡 60 岁以上老年人痴呆的年平均发病率为 1.6%，其中阿尔茨海默病为 1.0%。总之，近些年来流行病学数据显示，阿尔茨海默病发病率呈上升趋势，这可能一方面与轻度阿尔茨海默病识别与诊断能力提高有关，另一方面与阿尔茨海默病的发病几率呈上升趋势从而使新发病例数增加有关。另外，阿尔茨海默病发病率有无地域差异尚待进一步研究。

（三）阿尔茨海默病死亡率

在阿尔茨海默病发病早期仅有轻微的临床症状，如判断力下降、记忆力减退以及极轻微的性情改变，有时会伴随行为异常。很少有患者在此阶段死亡。随着时间推移，这些行为出现的频率越来越高。病程到后期，阿尔茨海默病患者已不能自理，甚至连行走都需要他人帮助，吞咽反射消失，难以与他人交流。

一般而言，阿尔茨海默病患者在确诊罹患阿尔茨海默病后 8～10 年死亡，有部分患者可存活 20 年。而其死因并非源于阿尔茨海默病，大部分死于肺炎、败血症及泌尿系统疾病。有统计表明，阿尔茨海默病患者平均生存时间为 5.9±3.7 年，国内研究者随访了 2788 名 60 岁以上老年人，3 年后痴呆总死亡率高达 42.46%，阿尔茨海默病死亡率约为 52.9%，标化年死亡率为 14.53%。可以说，阿尔茨海默病已成为继心脑血管病、恶性肿瘤之后危害老年人生命的主要疾病之一。

（四）阿尔茨海默病病因学与风险因素分析

多数阿尔茨海默病病例为非遗传性的散发性阿尔茨海默病（约 90%），通常在 65 岁以后发病，称为晚发性阿尔茨海默病。而家族史遗传性阿尔茨海默病（F 阿尔茨海默病）仅占阿尔茨海默病病例的 10%，且多在 65 岁以前就表现出发病迹象，因此 F 阿尔茨海默病病例通常属于早发性阿尔茨海默病。据推测 F 阿尔茨海默病发病可能与位于第 21 号染色体上的淀粉样蛋白前体（APP 基因）、第 14 号染色体上的衰老前素 -1 基因（PSEN -1）或第 1 号染色体上的衰老前素 -2 基因（PSEN -2）发生突变有关。β -淀粉样蛋白（$A\beta$）是正常的淀粉样蛋白前体酶切产物，表明有其生理功能（仍不清楚）。淀粉样蛋白前体基因突变会增加 β -淀粉样蛋白的表达量或导致 β -淀粉样蛋白$_{42}$生成量的提高，但由于突变多位于 β -淀粉样蛋白酶切区域附近，得到的产物也多为野生型。然而，有些突变则位于 β -淀粉样蛋白内部。比如 HCHWA -D 突变，这些突变中某些对于淀粉样蛋白前体加工没有影响，却使 β -淀粉样蛋白更易于纤维化。

淀粉样蛋白前体基因突变引起的病因只占 F 阿尔茨海默病病例的小部分。相关研究将大部分阿尔茨海默病病例起因归结到第 14 号染色体，且经原位克隆识别出 PSEN -1 基因的突变，而 PSEN -1 基因能编码广泛存在的膜蛋白。PSEN -1 发生基因突变是 F 阿尔茨海默病最主要的发病原因，PSEN -2 的基因突变也与阿尔茨海默病发病相关。衰老前素基因发生突变能提高 β -淀粉样蛋白$_{42}$/β -淀粉样蛋白$_{40}$的比率，在 PSEN -1 基因突变病例的潜伏期，β -淀粉样蛋白$_{42}$沉积增多是一个前导事件。对家族性阿尔茨海默病病例的研究是淀粉样蛋白级联假说的基础，该假说认为 β -淀粉样蛋白$_{42}$的异常增加能触发阿尔茨海默病，伴随着神经缠结形成，神经细胞坏死以及最终的阿尔茨海默病发生。

载脂蛋白 E（ApoE）的 $\varepsilon 4$ 等位基因是目前唯一发现的能引起散发性阿尔茨海默病的遗传性风险因子，但其作用机理仍不清楚。载脂蛋白 E 作为胆固醇的载体对膜质的再利用及神经元修复效率较其他载体低，载脂蛋白 E 能够促进 β -淀粉样蛋白沉积形成老年斑。此外，载脂蛋白 $\varepsilon 4$ 基因也与其他一些阿尔茨海默病致病因素有关，包括葡萄糖利用率低，线粒体功能异常，以及细胞骨架机能障碍。

与阿尔茨海默病相关的危险因素很多，既有遗传及基因突变的因素，也有同样重要的后天因素。阿尔茨海默病的发病危险因子主要分三类：衰老、基因和环境因素。其中有确切相关性的危险因素有性别、年龄和家族史；而有些危险因素尚在研究阶段，如受教育程度、头部外伤史、高血压、热量摄取量和高胆固醇血症等。对于遗传因素来讲，淀粉样蛋白前体的基因突变、衰老前素 1（PS－1）、衰老前素 2（PS－2）均已被证实是早发性痴呆的决定因素。

阿尔茨海默病以家族性或散发性两种形式存在。遗传学研究已发现三种基因，即淀粉样蛋白前体、衰老前素－1 和衰老前素－2 突变时能引起家族性阿尔茨海默病。其中任何一种基因的突变均可引起 β－淀粉样蛋白$_{42/43}$水平的增高。β－淀粉样蛋白$_{42/43}$是沉积于阿尔茨海默病病人脑内的淀粉样蛋白前体蛋白酶解片断。在淀粉样蛋白前体上携带有致阿尔茨海默病突变基因的转基因小鼠可出现自发的与年龄有关的 β－淀粉样蛋白沉积和记忆损害。遗传线索和联系研究发现载脂蛋白 E $\varepsilon 4$ 等位基因与阿尔茨海默病有剂量－依赖关系，能同时增加家族性和散发性阿尔茨海默病的危险性，并占危险性的 50%。载脂蛋白 E基因型能帮助诊断并确定需要进行治疗干预的人群。载脂蛋白 E $\varepsilon 4$ 等位基因与阿尔茨海默病关系的生物学基础仍不明。在某些病例，起病年龄和 β－淀粉样蛋白沉积与 $\varepsilon 4$ 等位基因的量呈正相关，这提示阿尔茨海默病的危险性可由 β－淀粉样蛋白直接或间接介导。因为 50% 的阿尔茨海默病病人没有载脂蛋白 E，而且在符合孟德尔遗传规律的阿尔茨海默病家族，没有淀粉样蛋白前体、衰老前素－1 或衰老前素－2 中任何一种突变存在，所以有可能存在其他遗传的或环境危险因素，这还需要进一步证实。

二、阿尔茨海默病主要病理学特征

阿尔茨海默病患者的日常行为主要表现为记忆力衰退，行为异常，认知下降等。衰老是生命体正常的生理变化过程，在正常衰老情况下，神经细胞并不会发生大量死亡，然而在阿尔茨海默病病变过程中，患者大脑内却会发生大量的神经细胞机能衰退以及神经元之间失去联络，甚至神经元的死亡。阿尔茨海默病最先损伤包括海马及相关结构在内的与控制记忆脑区相关的神经元。随着海马区神经元机能发生障碍，患者短时记忆衰退，日常自理能力下降；随之与语言、逻辑能力相关的皮层神经元大量死亡，此时阿尔茨海默病患者逐渐失去判断能力并伴随着人格发生改变；最终损伤波及到其他脑区时，患者卧床不起并对外界刺激反应迟滞。

随着年龄的增长多数正常个体脑内也会出现少量老年斑和神经元纤维缠结（图 1－2）。衰老是阿尔茨海默病发病的主要风险性因素，阿尔茨海默病发病时的重要病理变化包括：β－淀粉样蛋白沉积发展成为老年斑，Tau 蛋白过磷酸化形成纤维缠结，血管瘤坏死，细胞周期异常，胶质细胞发生炎症反应，神经元氧化应激及线粒体机能障碍等。

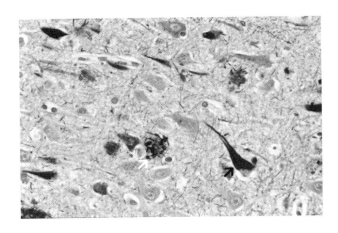

图 1－2 银离子染色显示的阿尔茨海默病主要病理特征
（白箭头指向老年斑，黑箭头指向神经元纤维缠结）

（一）老年斑

老年斑的出现是阿尔茨海默病的一个主要病理学特征，在阿尔茨海默病患者脑中被发现大量的老年斑，其典型的老年斑直径为 $50 \sim 200 \mu m$，在细胞外呈球形结构。老年斑的主要成分是 β－淀粉样蛋白，在老年斑周围以及内部发现了小胶质细胞，周围环绕着星形胶质细胞，最近研究发现，老年斑成分中除了淀粉样蛋白，还包括其他很多的分子，包括免疫蛋白（补体、细胞因子）、生长因子、黏附分子、载脂蛋白 E 和蛋白聚糖等。神经炎斑块可能与局部胶质细胞反应有关，斑块周围常见激活的小胶质细胞和活化的星形胶质细胞。关于老年斑的形成时间还不太清楚，可能是个漫长的过程，需要数月甚至数年时间。首先 β－淀粉样蛋白聚集形成可溶性寡聚体，然后这些寡聚体与细胞内的其他物质结合形成难溶的纤维，最终形成阿尔茨海默病里的老年斑。另外有实验发现，老年斑的形成不仅仅是由于体内失调的 β－淀粉样蛋白，还与在阿尔茨海默病脑中有较高浓度的金属离子有关，Cu^{2+}、Zn^{2+} 等离子可能与病理性的 β－淀粉样蛋白互相作用也是老年斑形成的一个重要原因。目前对老年斑是阿尔茨海默病的产物还是诱因仍不太明确，但是，目前研究者均认为淀粉样蛋白对神经细胞具有很强的毒性。

（二）神经元纤维缠结

神经元纤维缠结是阿尔茨海默病的另一个病理特征。微管系统是神经细胞骨架的主要成分，微管由 α、β 微管蛋白和微管相关蛋白组成，微管在维持细胞功能上起了重要作用，Tau 蛋白作为微管相关蛋白对促进微管形成和维持微管稳定性中起了重要作用。在阿尔茨海默病脑中，神经纤维缠结由直径为 $10 \sim$

15nm 的纤维互相缠绕形成配对的螺旋丝，其主要成分是过度磷酸化的 Tau 蛋白。正常情况下，Tau 蛋白可以结合一定数量的磷酸分子，但是在阿尔茨海默病脑中 Tau 蛋白过度磷酸化。Tau 蛋白的磷酸化产生两方面的影响：一是 Tau 蛋白过度磷酸化导致其无法与微管结合，破坏了微管的稳定性，二是过度磷酸化的 Tau 蛋白聚集形成二聚体，进而形成双螺旋结构，最终形成缠结。由于微管系统被破坏，各种营养运输接近瘫痪，最终导致神经细胞死亡。目前已经发现的多种神经退行性疾病中，如阿尔茨海默病、帕金森病、脑叶硬化症、唐氏综合征等，均出现了与 Tau 蛋白相关的特征性病理改变。

（三）神经元缺失

阿尔茨海默病脑中神经元大量死亡，也是阿尔茨海默病的特征之一。在正常衰老的细胞中，不会出现大量的神经元丢失，阿尔茨海默病病理受累区域的变性改变包括神经元丢失、反应性神经胶质细胞增生、小神经胶质细胞的激活等。不同区域的神经元丢失差别很大，在海马锥体细胞层可达 60%，基底核、额颞叶新皮层某些区域可大于 80%。在阿尔茨海默病病变进程中，从海马区及其相关结构到皮层区最后到全部脑区的大量神经元依次被损伤，相继出现胞间联系丧失，神经元功能丧失，最终神经元大量死亡，在阿尔茨海默病发病晚期能观察到脑组织出现严重的萎缩现象。阿尔茨海默病大脑萎缩，通常质量低于 1kg，且组织缺失的水平与认知下降的程度呈正相关性。脑组织缺失表现为脑回变窄、脑裂增宽，皮质变薄及脑室扩大等。阿尔茨海默病脑萎缩通常是弥漫性的，主要影响额叶、顶叶、颞叶，尤其是内侧颞叶（海马和海马旁回），而枕叶、初级运动和感觉皮质一般不受累及，尤其是颞下角。

（四）神经元间突触连接减弱与细胞凋亡

阿尔茨海默病的第三大病理学特征为神经元间突触连接减弱直至细胞凋亡。典型的突触由轴突末梢的轴突膜即突触前膜、与突触前膜相对的胞体膜或树突膜即突触后膜及前后膜间的间隙三部分组成。突触在神经元间化学神经递质及生理电信号转换中起重要的作用，突触的可塑性影响大脑的学习与记忆功能。较之神经元胞内信号传递，突触信号连接是很脆弱的，主要靠神经递质的浓度、分子间的亲和作用等因素。突触前膜分泌与运输囊泡的异常及突触间隙环境的改变均会导致突触的异常。突触的变性和丢失在阿尔茨海默病发病早期即出现，且在阿尔茨海默病病理改变和认知功能下降中更明显。与正常衰老的大脑相比较，阿尔茨海默病患者中与认知及记忆功能相关的海马及大脑皮层内突触标志性蛋白，包含突触前膜突触素、突触后膜密度蛋白 PSD95 均较低。研究表明，微管蛋白约占突触连接区总蛋白的 7%，约占突触后膜密度蛋白的14%，微管蛋白在突触区既是结构蛋白又起到调节蛋白的作用，参与突触功能的实现和突触结构可塑性的调节作用。阿尔茨海默病患者突触丧失的机制可能与大脑神经元细胞外 β - 淀粉样蛋白的早期聚积诱发了神经元的损伤和突触的损害有关。作为神经元信号输出端的突触前膜及信号接受端的突触后膜，其表面分布着与神经信号转导相关的膜受体蛋白，可溶性 β - 淀粉样蛋白寡聚体与突触前及或突触后膜蛋白的直接或间接相互作用可能触发了神经元的后期级联偶联信号，引起了神经元的氧化应激反应，使 Tau 蛋白过磷酸化，最终导致神经元的凋亡。

三、与阿尔茨海默病相关的致病学说

阿尔茨海默病的致病因素有很多，目前并非所有的致病因素全被研究者所掌握，研究者仅能解释部分现象，目前学术界主要有以下几种学术假说：①淀粉样蛋白级联假说；②基因假说；③Tau 蛋白过磷酸化假说；④自由基代谢异常假说；⑤炎症反应假说。其中研究比较彻底、实验证据比较充分的有淀粉样蛋白级联假说、基因假说、Tau 蛋白过磷酸化假说等。

（一）淀粉样蛋白级联假说

该学说认为，在阿尔茨海默病患者脑内 β - 淀粉样蛋白的过量产生以及清除机制的失调是诱发阿尔茨海默病的关键因素之一，该假说提出后被大多数学者所认可。β - 淀粉样蛋白经由淀粉样蛋白前体分解所产生，β - 淀粉样蛋白是淀粉样蛋白前体在人体的正常代谢产物之一，所有的神经细胞均可以产生 β - 淀粉样蛋白并可以向细胞外释放。由于机体本身存在着有效的 β - 淀粉样蛋白清除机制，使得 β - 淀粉样蛋白的产生和分解处于平衡状态，而当这种平衡被外界打破时会导致 β - 淀粉样蛋白的异常聚集，进而引起神经细胞内连串的复杂反应，如突触变化、Tau 蛋白磷酸化、神经递质丢失和炎症反应，导致记忆和认知功能障碍，产生阿尔茨海默病的症状（图 1 - 3）。

淀粉样蛋白级联假说认为脑内 β - 淀粉样蛋白产生与清除的失衡是阿尔茨海默病发病的先决条件，引起神经元的退化直至痴呆的发生。支持该假说的证据包括：发生 F 阿尔茨海默病所涉及的突变在淀粉样蛋白前体和衰老前素中也有发现；淀粉样蛋白前体和衰老前素基因的突变都能促进 β - 淀粉样蛋白$_{42}$ 的表达量；另外，最近研究表明 F 阿尔茨海默病患者与唐氏综合症患者同样多一个淀粉样蛋白前体基因的副本，而后者在早年就出现 β - 淀粉样蛋白沉积，这就为淀粉样蛋白前体过表达引发 β - 淀粉样蛋白沉积提供了证据。可溶性 β - 淀粉样蛋白转化为更易于形成不溶性沉积物的 β - 折叠结构，在此过程中丝状 β - 淀粉样蛋白$_{42}$ 异构体会引发其他 β - 淀粉样蛋白的错误折叠。最初认为只有老年斑中不溶性的 β - 淀粉样蛋白具有神经毒性，有报道证实可溶性的 β - 淀粉样蛋白寡聚体也能破坏海马的长时程增强及神经突触的可塑性。

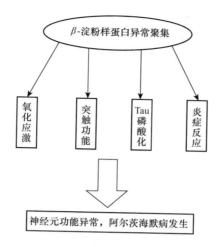

图 1-3　β-淀粉样蛋白诱导阿尔茨海默病病症的级联假说

（二）基因假说

阿尔茨海默病病变具有家庭聚集性，40% 的 F 阿尔茨海默病患者有阳性家族史，呈常染色体显性遗传及多基因遗传，故有人提出基因假说。二十年的研究发现，与阿尔茨海默病发病相关的基因有 21 号染色体上的 β-淀粉样蛋白的淀粉样蛋白前体基因，14 号染色体上的 PSEN-1 基因，1 号染色体上的 PSEN-2 基因，19 号染色体上的载脂蛋白 E 基因和 12 号染色体上的 A2M 基因。65 岁以前起病的早发类型阿尔茨海默病常有痴呆家族史，病情进展较快。目前大多数学者认为早发型阿尔茨海默病由淀粉样蛋白前体和衰老前素基因突变引起。而晚发型阿尔茨海默病多为非遗传性阿尔茨海默病，目前认为其发病与载脂蛋白 E-ε4 等位基因密切相关。晚发型阿尔茨海默病家族史调查结果表明，具有两个载脂蛋白 E4 基因者发生晚发型阿尔茨海默病的危险性是具有两个载脂蛋白 E3 者的 8 倍，而具有载脂蛋白 E2 等位基因者发生晚发型阿尔茨海默病的危险性更低，因此有学者指出：多达 75% 的晚发型阿尔茨海默病患者在某种程度上与载脂蛋白 E 有关。

目前寻找阿尔茨海默病发生的关键基因的手段主要是根据基因的病理和生物途径，采用基因芯片、全基因扫描等新技术进行探索。

（三）Tau 蛋白过磷酸化假说

Tau 蛋白是微管相关蛋白家族的成员之一，Tau 蛋白基因位于 17 号染色体长臂上，长度超过 100kb，含 16 个外显子。通过转录后 mRNA 不同方式的剪切，翻译后形成 Tau 蛋白，可形成 2N4R、2N3R、1N4R、1N3R、0N4R 和 0N3R 六种不同的异构体，分别包含了 441、412、410、383、381、352 个氨基酸残基，其中氨基酸残基最少的 Tau 蛋白只在婴儿脑中发现。Tau 蛋白几乎全部分布于轴突中，只有很少一部分位于神经细胞体和树突中。六种异构体的不同之处在于 C 端重复序列（R）的数量以及 N 端的一个或两个插入序列（N），其中重复序列所在氨基酸序列区域与 Tau 蛋白的微管结合功能相关。

大量的研究表明，Tau 蛋白可能没有严格的二级结构，分子中的肽骨架处于随机弯曲状态，只有第二或第三个重复序列存在少量的 β - 折叠结构。Tau 蛋白经过煮沸或溶于稀酸并不失去促进微管组装的功能，所有 Tau 蛋白异构体的序列中都包含有异常高比例的亲水氨基酸残基和许多脯氨酸残基，使其更倾向于形成不具有完整的折叠结构。

Tau 蛋白主要分部在中枢和周围神经系统神经细胞的轴突中，Tau 蛋白对于微管聚集的起始和延长以及稳定上起着十分重要的作用。Tau 蛋白是一种与微管组装相关的磷酸蛋白，在正常神经元中，Tau 蛋白通过在微管间形成交叉结构来聚合微管蛋白，参与微管的组装与稳定，将营养从胞体输送到突触末端。Tau 蛋白是一种磷酸化蛋白，正常情况下每摩尔的 Tau 蛋白包含 1～3mol 的磷酸，而在阿尔茨海默病病人脑中，Tau 蛋白磷酸化水平比正常人高了 3～4 倍。神经纤维缠结是由异常的过磷酸化 Tau 蛋白组成。阿尔茨海默病中 Tau 蛋白的过磷酸化使其几乎完全丧失了对微管的亲和力，导致微管解体且危及轴突运输，造成神经元及突触的机能障碍。过磷酸化 Tau 蛋白易发生沉积形成不溶性丝状缠结，进一步损伤神经细胞。Tau 蛋白的活性主要受到其多个磷酸化位点的调控，其磷酸化激酶主要有 GSK - 3β、PKA、CDK5 和 CD2 等。Tau 蛋白磷酸化位点有 20 多个，其中哪些位点的磷酸化在阿尔茨海默病中起作用，或者哪些位点磷酸化使 Tau 蛋白更加有毒性，至今仍不太清楚，这将是以后研究的热点。

Tau 蛋白过磷酸化与纤维缠结的形成是阿尔茨海默病的起因还是结果尚不清楚。阿尔茨海默病脑组织内 Tau 蛋白病变首先出现在过渡内嗅区，并逐渐扩散到海马和杏仁核，最后是新脑皮层；而 β - 淀粉样蛋白沉积则倾向于较早出现于新脑皮层。目前对 β - 淀粉样蛋白和 Tau 蛋白磷酸化两者在病理上的先后顺序仍不清楚。有体外实验发现，β - 淀粉样蛋白能导致胞内 Tau 蛋白磷酸化；也有研究者却发现，Tau 蛋白磷酸化能影响胞外淀粉样蛋白沉淀。因此 β - 淀粉样蛋白和 Tau 蛋白磷酸化在病理过程中谁起了主导作用，至今仍不能确定，但是这从侧面反映了 Tau 蛋白磷酸化在阿尔茨海默病的发病过程中起着重要的作用。

另外，还有一些关于阿尔茨海默病发病机理的假说，包括细胞周期调控蛋白的异常、炎性反应、氧化应激以及神经元能量代谢紊乱导致的线粒体机能障碍。虽然各种假说都足以引发阿尔茨海默病，但均不能完整解释这一神经退行性疾病的发病过程。

四、阿尔茨海默病诊断标准与评价方法

由于阿尔茨海默病起病较为隐匿，其早期诊断比较困难。目前阿尔茨海默病的诊断主要依据患者详细病史、临床症状、精神量表检查及相关生物化学指标检测等进行判断。近年来随着生物化学指标、神经影像学检查和神经电生理学检查等研究的飞速发展，其在阿尔茨海默病早期诊断方面的研究也取得了新的进展。

（一）阿尔茨海默病诊断标准

目前有 3 个广泛用于阿尔茨海默病的诊断标准：①世界卫生组织的国际疾病分类第十版（ICD－10）的诊断标准；②美国精神疾病诊断和统计手册修订第Ⅳ版（DSM－Ⅳ）；③美国国家神经病及语言障碍和卒中研究所（NINCDS）－阿尔茨海默病及相关疾病学会（ADRD）制定的 NINCDS－ADRDA（1984 年）临床诊断标准。

NINCDS－ADRDA 标准对阿尔茨海默病的诊断分为：①确证的阿尔茨海默病，患者符合"很可能阿尔茨海默病"的标准，并且具有尸检或活检病理组织学证据；②可能的阿尔茨海默病，患者已经过老年痴呆症的临床和神经心理学检查，40 岁与 90 岁之间，常在 60 岁之后，进行性出现两个或两个以上领域的认知障碍，并且能够排除其他系统性疾病和其他器质性脑病所致的认知障碍；③也许是阿尔茨海默病，表现为非典型性痴呆症状，发病或病程中缺乏足以解释痴呆的神经、精神及全身性疾病，无明确病因的单项认知功能进行性损害，也没有可能引起痴呆的合并症；④不是阿尔茨海默病，病人突然及卒中样起病，病程早期出现局部的神经系统体征，如偏瘫、癫痫、步态障碍症和感觉障碍等引起的痴呆。

NINCDS－ADRDA 标准被称为阿尔茨海默病患者诊断的"金"标准，是应用最广泛的阿尔茨海默病的临床诊断标准。但是，随着人们对阿尔茨海默病临床表现以及生物学的知识积累，NINCDS－ADRDA 标准也渐显不足，例如：①将阿尔茨海默病视为痴呆而不是一个包括轻度认知损害（MCI）在内的疾病连续过程；②"可能的"阿尔茨海默病痴呆分类具有极大的异质性，包括了一部分现在被诊断为轻度认知损害的患者；③缺乏区分其他类型痴呆特征的知识；④没有包括磁共振成像（MRI）、正电子发射断层扫描（PET）以及脑脊液检测等生物标志；⑤缺乏有关阿尔茨海默病的遗传学信息；⑥阿尔茨海默病痴呆诊断的年龄分界线并没有实际的临床意义。为此，美国国家衰老研究所（NIA）和阿尔茨海默病学会（AA）于 2009 年召开了一系列的咨询会议，制定了一个修订阿尔茨海默病临床诊断和研究诊断标准，并于 2011 年 4 月 19 日

在《Alzheimer& Dementia》杂志在线发表了该标准的最终版本（NIA – AA 标准）。新标准将阿尔茨海默病视为一个包括轻度认知损伤在内的连续的疾病过程；实际上是把阿尔茨海默病分为三个阶段，即痴呆阶段、痴呆前有症状阶段以及无症状临床前阿尔茨海默病阶段。新标准的另一个特点是将生物标志物运用到阿尔茨海默病痴呆的诊断中。

（二）认知功能评测

阿尔茨海默病是以智能衰退为主要特征的神经性退行疾病，认知能力评测是痴呆诊断和治疗的中心环节。认知能力评测有助于确认有轻微或者不典型症状的患者是否的确患有痴呆，也有助于明确认知障碍的程度，鉴别不同类型，确定基线的认知功能。认知评测应包括全面的评测，同时也应该附加一些主要认知领域的详细评测。这些认知领域包括注意力、记忆力、执行功能、语言、视空间能力。目前人们通过"协助诊断痴呆的量表"来筛查病人患阿尔茨海默病疾病的可能性和通过"确定痴呆严重程度的量表"来判断阿尔茨海默病患者认知能力损伤程度。人们开发的协助诊断痴呆的量表主要有简易精神状态量表（MMSE）、马蒂斯（Mattis）痴呆评定量表（DRS）、阿尔茨海默病评估量表（ADAS）、长谷川痴呆量表（HDS）、Blessed 痴呆量表（BDS）、韦氏成人智力量表（WAIS）、韦氏记忆量表（WMS）、日常生活能力评价量表（ADL）等。其中 MMSE 使用方便、简单，在临床中广泛应用。确定痴呆严重程度的量表包括有临床痴呆量表（CDR）、大体衰退量表（GDS）和严重损害量表（SIB）等。

大脑是人类包括认知能力在内的思维活动的中枢，脑部病理性改变及生物标记物异常的监测对阿尔茨海默病的早期诊断及药物治疗效果评价具有积极的意义。

阿尔茨海默病的病程是随年龄增长的缓慢过程，阿尔茨海默病的整个临床病程可分为 4 个阶段：①临床前期（Ⅰ期），又称为轻度认知障碍期，仅仅表现为轻度的记忆力下降，而其他认知功能及日常生活行为能力正常；②阿尔茨海默病早期（Ⅱ期），病人出现记忆与认知功能下降，最典型的症状是健忘和重复问问题、日常生活行为能力减弱；③阿尔茨海默病中期（Ⅲ期），病人认知功能下降加重，近记忆力下降，并开始出现讲话不流利，尤其是找词困难等症状，日常生活能力差；④阿尔茨海默病晚期（Ⅳ期），病人出现行为改变，如易怒、错觉、踱步、幻觉、睡眠改变、生活不能自理等。

（三）生物学指标

1. 血浆生化标志

（1）血浆 p – Tau　彭丹涛等选择阿尔茨海默病患者 58 例，与年龄、性别相匹配的健康老年人 30 例为健康对照组，显示以血浆 p – Tau（181P）浓度 15.6ng/L 为界限值，与健康对照组比较，阿尔茨海默病组特异性早期为 82%，中后期为 86%，表明血浆 p-Tau 对阿尔茨海默病的诊断有一定的参考作用。

（2）血浆 β-淀粉样蛋白 徐武华等分析 113 例阿尔茨海默病患者和 205 例不同年龄段健康者的血浆 β-淀粉样蛋白水平，显示在正常衰老过程中 β-淀粉样蛋白$_{40}$ 和 β-淀粉样蛋白$_{42}$ 水平呈相反的变化曲线。阿尔茨海默病患者 β-淀粉样蛋白$_{40}$ 水平显著高于与其年龄匹配的正常老年组。而 β-淀粉样蛋白$_{42}$ 水平显著低于后者，但在阿尔茨海默病自然病程中 β-淀粉样蛋白变量没有明显改变。受试者工作特征曲线（ROC）分析表明，以与阿尔茨海默病组年龄匹配的对照者 β-淀粉样蛋白比值的 15.9 为截断点时，其对阿尔茨海默病诊断的敏感度和特异度分别为 24% 和 96%。血浆 β-淀粉样蛋白变量呈现年龄和疾病相关性变化，其中 β-淀粉样蛋白比值有助于阿尔茨海默病的临床诊断。

（3）血浆氧化蛋白质 由活性氧类引起的蛋白质氧化修饰和损害是阿尔茨海默病病变的关键问题。有研究报道阿尔茨海默病患者 α-12 抗胰蛋白酶和抗胰凝乳蛋白酶等蛋白的氧化水平显著增高，最明显的氧化蛋白是 α-12 抗胰蛋白酶的同源蛋白和纤维蛋白溶解酶 C 链的前体蛋白。但病例数较少，需要进一步研究其对阿尔茨海默病诊断的作用。

2. 大脑影像学诊断

（1）颅脑电子计算机断层扫描技术（CT） CT 可以进行侧脑室颞角宽度、海马高度等指标的线性测量，阿尔茨海默病患者头颅 CT 主要表现为脑结构异常、皮质萎缩、脑沟增宽、脑室扩大。Frisoni 等对 42 例阿尔茨海默病患者和 29 例正常对照组进行研究，显示颞角的半径宽度对阿尔茨海默病的敏感度为 93%，特异度为 97%。但大量资料表明 CT 对阿尔茨海默病的诊断灵敏性和特异性低，临床主要用于辅助评估萎缩程度，排除其他原因引起的痴呆，如脑血管性痴呆、颅内肿块、脑积水等。

（2）颅脑磁共振成像（MRI） MRI 不仅能够测量大脑的脑萎缩状况，还可以推测阿尔茨海默病早期病理学改变、病理过程，反映病理阶段。颅脑 MRI 的主要表现为全脑萎缩、海马回萎缩、海马旁回萎缩、颞叶角回体积增加、双顶叶进行性萎缩、脑岛叶和顶叶皮层萎缩等。Jack 等报道在 220 例的研究中应用 MRI 定量测量将阿尔茨海默病从对照组中区分出来的敏感度为 82%，特异度为 80%。

（3）正电子发射断层扫描（PET） PET 作为目前最先进的一种影像技术，能够无创性地研究体内生理、生化、受体及基因改变，因此在生命科学的许多领域得到广泛应用。迄今为止，在诊断、病情预测、治疗药物研究及神经递质系统功能评价等多方面的研究中都发挥了重要作用。PET 检查发现，葡萄糖代谢障碍可预测病程进展的速度。多数 PET 研究是用 18 氟-氟脱氧葡萄糖

（18F – FDG）来测量糖代谢神经病理及脑结构性的改变，颞顶叶、额叶和扣带回皮质后部糖代谢降低尤为明显，是阿尔茨海默病的标志。与年龄匹配的对照组比较，阿尔茨海默病患者的全脑糖代谢降低 30% ～70%，并且通常是双侧性的，但也有报道这种颞叶内侧代谢降低为单侧性的，左侧多于右侧。

新的 PET 示踪剂 18F – DDNP 能与 β – 淀粉样蛋白和神经元纤维缠结结合，示踪剂 B 型匹兹堡复合物（PIB）能选择性与淀粉状蛋白斑结合，从而观察到阿尔茨海默病患者的老年斑和神经元纤维缠结，有助于阿尔茨海默病与额颞叶痴呆的鉴别，有助于阿尔茨海默病的诊断。

总的来说，当前对阿尔茨海默病的诊断研究主要集中在阿尔茨海默病诊断标准流程指导下的生化指标、神经影像学等方面的，有必要将其中两个或多个方面有机结合起来进行前瞻性研究，以实现阿尔茨海默病的早期诊断。阿尔茨海默病的早期诊断对阿尔茨海默病的预防及治疗中的基础，由于阿尔茨海默病发病周期长，病理原因复杂，目前阿尔茨海默病的早期诊断方法和技术还有待提高和完善。

参考文献

［1］Behl C. Alzheimer's disease and oxidative stress：implications for novel therapeutic APP roaches. Prog. Neurobiol. ，1999，57：301 –323.

［2］Selkoe D J. The molecular pathology of Alzheimer's disease. Neuron，1991，6，：487 –498.

［3］Gentile M T, Vecchione C, Maffei A, et al. Mechanism of soluble β – amyloid impairment of endothelial function. J. Biol. Chem. ，2004，279：48135 – 48142.

［4］Wimo A, Prince M. World Alzheimer Report. 2010.

［5］Alzheimer's Association. Alzheimer's disease facts and figures. Alzheimers Dement. 2010，6：158 –194.

［6］闫芳，李淑然，刘津，等. 老年期痴呆和老年抑郁症的流行病学调查. 中华医学杂志，2002，82（15）：1025 –1028.

［7］Lobo A, Launer L J, Fratiglioni L, et al. Prevalence of dementia and major subtypes in Europe：A collaborative study of population – based cohorts. Neurologic Diseases in the Elderly Research Group. J Neurology，2000，54（Suppl 5）：4 –9.

［8］Suh G H, Kim J K, Cho M J. Community study of dementia in the older Korean rural population. Aust N J Psychiatry，2003，37：606 –612.

［9］　Yamad A T, Hattori H, Miura A, et al. Prevalence of Alzheimer's disease, vascular dementia and dementia with Lewy bodies in a Japanese population. Psychiatry Clin Neurosci, 2001, 55: 21 – 25.

［10］　Zhang Z X, Zahner G E, Roman G C, et al. Dementia subtypes in China: prevalence in Beijing, Xian, Shanghai, and Chengdu. Arch Neurol, 2005, 62: 447 – 453.

［11］　王华丽, 于欣. 中国阿尔茨海默病的流行病学现状. 中华全科医师杂志, 2006, 5（6）: 358 – 360.

［12］　汤哲, 项曼君. 北京城、乡老年期痴呆患者 205 例三年随访分析. 中华神经科杂志, 2003, 22（5）: 305 – 307.

［13］　Chartier – Harlin M C, Crawford F, Houlden H, et al. Early – onset Alzheimer's disease caused by mutations at codon 717 of the bold beta – amyloid precursor protein gene. Nature, 2010, 353: 844 – 846.

［14］　Schellenberg G D, Bird T D, Wijsman E M, et al. Genetic linkage evidence for a familial Alzheimer's disease locus on chromosome 14. Science, 1992, 258: 668 – 671.

［15］　Citron M, Oltersdorf T, Haass C, et al. Mutation of the bold beta – amyloid precursor protein in familial Alzheimer's disease increases bold beta – protein production. Nature, 1992, 360: 672 – 674.

［16］　Suzuki N, Cheung T T, Cai X D, et al. An increased percentage of long amyloid beta protein secreted by familial amyloid beta protein precursor（beta APP717）mutants. Science, 1994, 264: 1336 – 1340.

［17］　Wisniewski T, Ghiso J, Frangione B. Peptides homologous to the amyloid protein of Alzheimer's disease containing a glutamine for glutamic acid substitution have accelerated amyloid fibril formation. Biochem Biophys Res Commun, 1994, 179: 1247 – 1254.

［18］　Sherrington R, Rogaev E I, Liang Y, et al. Cloning of a gene bearing missense mutations in early – onset familial Alzheimer's disease. Nature, 1995, 375: 754 – 760.

［19］　Levy – Lahad E, Wasco W, Poorkaj P, et al. Candidate gene for the chromosome 1 familial Alzheimer's disease locus. Science, 1995, 269: 973 – 977.

［20］　Walter J, Grünberg J, Capell A, et al. Proteolytic processing of the Alzheimer disease – associated presenilin – 1 generates an *in vivo* substrate for protein kinase C. Proc. Natl. Acad. Sci. U. S. A. 1997, 94: 5349 – 5354.

［21］　Smith M J, Kwok J B, McLean C A, et al. Variable phenotype of

Alzheimer's disease with spastic paraparesis. Ann Neurol, 2001, 49: 125 - 129.

[22] Hardy J, Selkoe D J. The amyloid hypothesis of Alzheimer's disease: progress and problems on the road to therapeutics. Science, 2002, 297: 353 - 356.

[23] Strittmatter W J, Saunders M, Schmechel D, et al. Apolipoprotein E high - avidity binding to beta - amyloid and increased frequency of type 4 allele in late - onset familial Alzheimer disease. Proc. Natl. Acad. Sci. U. S. A. , 1993, 90: 1977 - 1981.

[24] Poirier J. Apolipoprotein E in animal models of CNS injury and in Alzheimer's disease. Trends Neurosci, 1994, 17: 525 - 530.

[25] Holtzman D M, Bales K R, Tenkova T, et al. Apolipoprotein E isoform - dependent amyloid deposition and neuritic degeneration in a mouse model of Alzheimer's disease. Proc Natl Acad Sci USA, 2001, 97: 2892 - 2897.

[26] Mahley R W, Weisgraber K H, Huang Y. Apolipoprotein E4: A causative factor and therapeutic target in neuropathology, including Alzheimer's disease. Proc. Natl. Acad. Sci. U. S. A. , 2006, 103: 5644 - 5651.

[27] Mortimer J A, Snowdon D A, Markesbery W R. Head circumference, education and risk of dementia: fi ndings from the Nun Study. J Clin Exp Neuropsychol, 2003, 25: 671 - 679.

[28] Blessed G, Tomlinson B E, Roth M. The association between quantitative measures of dementia and of senile change in the cerebral grey matter of elderly subjects. Br J Psychiatry, 1968, 114: 797 - 811.

[29] Masters C L, Simms G, Weinman N A, et al. Amyloid plaque core protein in Alzheimer disease and Down syndrome. Proc Natl Acad Sci USA, 1995, 82: 4245 - 4249.

[30] Blennow K, de Leon M J, Zetterberg H. Alzheimer's disease. Lancet, 2006, 368: 387 - 403.

[31] Haass C, Schlossmacher M G, Hung A Y, et al. Amyloid beta - peptide is produced by cultured cells during normal metabolism. Nature, 1992, 359: 322 - 325.

[32] Gandy S. The role of cerebral amyloid beta accumulation in common forms of Alzheimer disease. J Clin Invest, 2005, 115, 1121 - 1129.

[33] TanziR E, Moir R D, Wagner S L. Clearance of Alzheimer's Abeta peptide: the many roads to perdition. Neuron, 2004, 43 : 605 - 608.

[34] Rovelet - Lecrux A, Hannequin D, Raux G, et al. APP locus duplication causes autosomal dominant early - onset Alzheimer disease with cerebral amyloid an-

giopathy. Nat Genet, 2006, 38 : 24 – 26.

[35] Walsh D M, Selkoe D J. Deciphering the molecular basis of memory failure in Alzheimer's disease. Neuron, 2004, 44: 181 – 193.

[36] Iqbal K, AlonsoA C, Chen S, et al. Tau pathology in Alzheimer disease and other Tauopathies. Biochim Biophys Acta, 2005, 1739: 198 – 210.

[37] Braak E, Griffing K, Arai K, et al. Neuropathology of Alzheimer's disease: what is new since A. Alzheimer? Eur Arch Psychiatry Clin Neurosci, 1999, 249 (Suppl 3): 14 – 22.

[38] Webber K M, Raina A K, Marlatt M W, et al. The cell cycle in Alzheimer disease: a unique target for neuropharmacology. Mech Ageing Dev, 2005, 126: 1019 – 1025.

[39] Aisen P S. The potential of anti – inflammatory drugs for the treatment of Alzheimer's disease. Lancet Neuro, 2002, 11: 279 – 284.

[40] Gibson G E, Huang H M. Oxidative stress in Alzheimer's disease. Neurobiol Aging, 2005, 26: 575 – 578.

[41] Reddy P H, Beal M F. Are mitochondria critical in the pathogenesis of Alzheimer's disease? Brain Res Brain Res Rev, 2005, 49: 618 – 632.

[42] Morris J C. Dementia update. Alzheimer Dis Assoc Disord, 2005, 19 (2): 100 – 117.

[43] 刘宁，张俊龙，郭蕾. 阿尔茨海默病流行病学现状. 辽宁中医药大学学报，2011, 13 (1): 35 – 36.

[44] 彭丹涛，许贤豪，蔡晓杰，等. 血浆中 p2Tau (181p) 蛋白对老年性痴呆的诊断意义. 中华老年医学杂志，2005, 24 (7): 502 – 504.

[45] 徐武华，海林夫，松原悦朗，等. 年龄相关的血浆 β – 淀粉样蛋白水平变化及其对阿尔茨海默病的诊断意义. 中华神经医学杂志，2005, 4 (8): 766 – 768.

[46] 代蓉，胡中，殷义涛，等. 阿尔茨海默病患者血浆氧化蛋白质的研究. 国外医学物理: 医学与康复学分册，2004, 24 (3): 140 – 141.

[47] Kantarci K, Jack C R. Quantitative magnetic resonanc techniques as surrogate markers of Alzheimer's disease. NeuroRx, 2004, 1 (2): 196 – 205.

[48] Thompson P M, Hayashi K M, Dutton R A, et al. Tracking Alzheimer's disease. Ann Acad Sci, 2007, 1097: 183 – 214.

[49] Ishii K, Kono A K, Sasaki H, et al. Fully automatic diagnostic system for early – and late – onset mild Alzheimer's disease using FDG PET and 3D – SSP [J]. Eur J Nucl Med Mol Imaging, 2006, 33: 575 – 583.

［50］王珲，唐荣华，朱文珍，等．阿尔茨海默病功能性神经影像学的研究进展．中华老年心脑血管病杂志，2007，9（11）：790－792.

［51］Hardy J，Selkoe D J. The amyloid hypothesis of Alzheimer's disease：progress and problems on the road to therapeutics. Science，2002，297：353－356.

第二章 β - 淀粉样蛋白与阿尔茨海默病

β - 淀粉样蛋白是阿尔茨海默病患者脑中老年斑的主要成分，目前被认为在导致阿尔茨海默病发病过程中起了很重要的作用。由于其在老年斑中以 β 片层结构形式存在，故被命名为 β - 淀粉样蛋白。目前关于阿尔茨海默病发病的机理有很多，其中经典的机理有 β - 淀粉样蛋白级联假说，该假说认为 β - 淀粉样蛋白是阿尔茨海默病的始发因素，其可以引起神经元的氧化损伤以及微管相关蛋白（Tau）的过磷酸化，继而引起神经元纤维缠结，最终引起细胞凋亡。因此研究 β - 淀粉样蛋白的形成对理解阿尔茨海默病的发病机制及研发相关药物具有非常重要的意义。

β - 淀粉样蛋白是一个以 $39 \sim 43$ 个氨基酸残基为特征的肽，在老年斑中比较常见的残基亚型是 β - 淀粉样蛋白$_{40}$ 和 β - 淀粉样蛋白$_{42}$，其中 β - 淀粉样蛋白$_{40}$ 含量最为丰富。β - 淀粉样蛋白是由淀粉样蛋白前体分解产生，淀粉样蛋白前体是一种跨膜蛋白，淀粉样蛋白前体基因位于第 21 条染色体长臂上，其主要编码主要有 3 种亚型蛋白（淀粉样蛋白前体$_{770/751/695}$）。目前研究发现淀粉样蛋白前体可能在神经轴突上生长，在跨膜蛋白信号转导、细胞黏附和钙平衡上起作用，但是淀粉样蛋白前体确切的生理功能仍不太清楚，需要进一步研究。淀粉样蛋白前体可经由 2 种途径分解，一条是经 α - 和 γ - 分泌酶途径分解，另外一条是经 β - 和 γ - 分泌酶途径分解。

一、β - 淀粉样蛋白的分泌过程

老年斑数量与阿尔茨海默病严重性相关性的发现，使研究者们将注意力集中于老年斑在阿尔茨海默病发病过程中的作用。由于老年斑的高度不溶性，直到 1985 年才成功地分离出老年斑的核心成分 β - 淀粉样蛋白并识别出 β - 淀粉样蛋白的氨基酸序列。这一发现为以后淀粉样蛋白前体基因的克隆奠定了基础。老年斑中的 β - 淀粉样蛋白最开始被认为是一种异常蛋白，然而不久后发现正常的细胞代谢中也会产生 β - 淀粉样蛋白。正常人体内淀粉样蛋白前体主要通过 α - 分泌酶和 γ - 分泌酶的作用而降解。

淀粉样蛋白前体是一种 I 型跨膜糖蛋白，淀粉样蛋白前体基因位于人类第 21 号染色体长臂，由至少 18 个外显子编码，淀粉样蛋白前体转录翻译后因剪切方式的不同其产物主要有淀粉样蛋白前体$_{695}$、淀粉样蛋白前体$_{751}$ 和淀粉样蛋白前体$_{770}$ 三种形式，其中淀粉样蛋白前体$_{695}$ 是脑内神经元中的主要形式；而另

外两种剪切产物均含有一个与 Kunitz 型丝氨酸蛋白酶抑制剂（KPI）高度同源的片段。淀粉样蛋白前体基因转录后在信号肽的作用下进入内质网，依次在内质网、高尔基体内经糖基化修饰后形成成熟的淀粉样蛋白前体糖蛋白，成熟淀粉样蛋白前体经分泌囊泡快速转运至突触区并整合到细胞膜上。

目前认为，淀粉样蛋白前体主要存在两种途径分解，一条是经 α - 和 γ - 分泌酶途径分解（α - 途径），另外一条是经 β - 和 γ - 分泌酶途径分解（β - 途径）（图 2 - 1）。其中淀粉样蛋白前体经 β - 途径分裂后产生 β - 淀粉样蛋白成分。

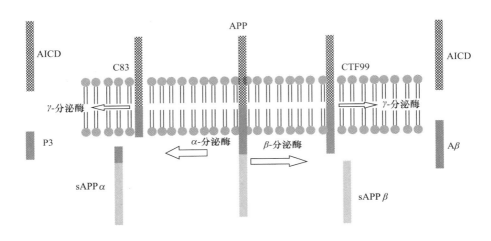

图 2 - 1　淀粉样蛋白前体的裂解途径示意图

（一）经由 α - 和 γ - 分泌酶酶解途径（α - 途径）

淀粉样蛋白前体经 α - 和 γ - 分泌酶分解可以阻止 β - 淀粉样蛋白的产生，因此这个过程被称为非淀粉样蛋白途径。α - 分泌酶能在 β - 淀粉样蛋白内部（16 位赖氨酸和 17 位亮氨酸之间）对淀粉样蛋白前体进行切割，不产生完整性的 β - 淀粉样蛋白。淀粉样蛋白前体被 α - 分泌酶分解产生两个片段，一个为 sAPPα 片段，另一个为含 C 末端的 C83 片段，随后 C83 片段被 γ - 分泌酶分解成 P3 和 AICD 片段。sAPPα 片段蛋白功能具有一定的生理功能，与细胞分化、形态有关，有研究报道能改善学习和记忆能力，提高长时程增强效应。

（二）经由 β - 和 γ - 分泌酶酶解途径（β - 途径）

淀粉样蛋白前体经 β - 和 γ - 分泌酶分解可以产生有毒性的 β - 淀粉样蛋白这个过程被称淀粉样蛋白途径，在阿尔茨海默病患者脑中淀粉样蛋白前体裂解是以淀粉样蛋白生成途径为主。此途径中 β - 分泌酶和 γ - 分泌酶分别在淀粉样蛋白前体中 β - 淀粉样蛋白序列的 N 端和 C 端进行切割，首先 β - 分泌酶水解淀粉样蛋白前体，生成包含有 β-淀粉样蛋白序列的可溶性淀粉样蛋白前体片段 s-淀粉样蛋白前体；依据 γ-分泌酶酶切位点的不同，淀粉样蛋白前体继续被 γ-分泌酶酶切为长度不等的 β-淀粉样蛋白片段，其中含量较为丰富的长度为 40 和 42 个氨基酸的多肽。β-分泌酶包括 BACE1 和 BACE2，BACE2 在大脑表达量特别低且主要在胶质细胞中表达，而 BACE1 蛋白在人脑中表达量比较高。淀粉样蛋白前体被 BACE1 分解成 s-淀粉样蛋白前体 β 片段和 CTF99 片段，而 s-淀粉样蛋白前体 β 片段与 s-淀粉样蛋白前体 α 片段的主要区别是在 C 末端比 s-淀粉样蛋白前体 α 片段少了 β-淀粉样蛋白 1~16 氨基酸区域。然后 CTF99 片段经 γ-分泌酶分解成 AICD 片段和 β-淀粉样蛋白蛋白。在正常情况下，人的脑脊液中也可以检测到 β-淀粉样蛋白，β-淀粉样蛋白的产生和分解都保持着平衡，并不在大脑中聚集；而在多数阿尔茨海默病患者脑中 β-分泌酶活力和含量均升高，人的脑脊液中 β-淀粉样蛋白水平降低，β-淀粉样蛋白的产生和清除平衡失调。

　　β-淀粉样蛋白的产生部位在哪呢？是在细胞外，细胞膜上，或在细胞内呢，至今尚存在争论。虽然很多研究人员认为 β-淀粉样蛋白在膜上 β-分泌酶及 γ-分泌酶裂解淀粉样蛋白前体后产生 β-淀粉样蛋白，同时 β-淀粉样蛋白立刻被分泌到胞外起作用，但近来通过对越来越多的研究发现，细胞内 β-淀粉样蛋白聚集早于细胞外，细胞内 β-淀粉样蛋白可能是起始神经元退行性病变和斑块形成的决定因素。

　　美国加州大学的 LaFerla 实验室用三联转基因鼠（淀粉样蛋白前体，Tau 及 PS-1）观察了神经元内 β-淀粉样蛋白聚合的过程，4 月龄小鼠神经元内出现明显可检测到的可溶性、非聚合态的 β-淀粉样蛋白，6 个月时在海马等区域可见寡聚体形成。一年后，β-淀粉样蛋白寡聚物存在从细胞内转移到胞外，斑块附近多见。细胞内的寡聚物分布在近胞体和近突触位置的轴突部位，进一步的实验显示在神经元内它们与 Tau 蛋白共存，老年鼠当 Tau 高度磷酸化时却没有这种现象。淀粉样蛋白前体/PS-1 转基因鼠中细胞内 β-淀粉样蛋白的积累也早于神经元死亡，这些研究似乎都暗示了细胞内 β-淀粉样蛋白可能是阿尔茨海默病发病的早期标志。

　　HeLa 和 N2a 的培养细胞中 Lawrence Rajendran 等通过荧光免疫组学等方法分析，认为淀粉样蛋白前体通过多泡体（MVB）介导内吞到细胞内，淀粉样蛋白前体的 β-分泌酶裂解发生在早期的内含体内，在胞内内含体产生 β-淀粉样蛋白通过内含体分泌到细胞外；实验中同时检测到转基因老年大鼠老年斑中含有很丰富的 Alix 和 flotillin-1 这两种内含体结合蛋白，这些迹象似乎表明，多泡体介导淀粉样蛋白前体细胞内吞，在胞内淀粉样蛋白前体被酶解并产生 β-淀粉样蛋白，β-淀粉样蛋白通过内含体分泌到细胞外。

另外也有研究者认为，膜蛋白淀粉样蛋白前体在细胞膜上经 β - 淀粉样蛋白 β - 和 γ - 分泌酶作用后将 β - 淀粉样蛋白分泌到细胞外液，部分 β - 淀粉样蛋白经内含体的作用下，重新被细胞内化。

二、β - 淀粉样蛋白在阿尔茨海默病发病中的作用

阿尔茨海默病的两个主要病理特征是神经元外 β - 淀粉样蛋白聚集形成老年斑和胞内 Tau 蛋白过磷酸化。β - 淀粉样蛋白被认为是引起阿尔茨海默病的重要因素，其过量分泌、二级结构和聚集状态异常，均会影响到细胞的正常生理功能，进而造成阿尔茨海默病的发生和发展。

唐氏综合征是先天性染色体异常疾病，患者含有三条 21 号染色体，而淀粉样蛋白前体基因位于 21 号染色体上。唐氏综合征患者表现出明显的学习障碍、智力障碍。与正常人的脑细胞相比，唐氏综合征胎儿的脑细胞中积累更多的 β - 淀粉样蛋白，在年龄小于 30 岁的患者大脑中 β - 淀粉样蛋白是呈分散沉积的，而 40 岁以上的唐氏综合征患者均发生与阿尔茨海默病相似的神经病理学改变，即出现神经炎性斑块和神经元纤维缠结，并且前脑基底部胆碱能神经元发生退化。在转基因动物模型中，转人淀粉样蛋白前体基因的小鼠过量表达人淀粉样蛋白前体蛋白，并分泌人 β - 淀粉样蛋白；小鼠生长到成年期后，大脑中神经炎性斑块逐渐形成并与年龄相关，呈弥散性加重，转基因小鼠的行为能力与非转基因小鼠相比明显下降。这些事实均提示，β - 淀粉样蛋白的过量分泌诱导神经元损伤，促进神经炎性老年斑块的形成。

关于阿尔茨海默病的发病机理，目前仍不太明确，比较流行的假说有"β - 淀粉样蛋白级联假说""基因假说""自由基代谢假说""Tau 蛋白过磷酸化假说""泛素降解途径阻碍假说"等，但是研究比较透彻、实验比较充分的是 β - 淀粉样蛋白级联假说，该假说认为 β - 淀粉样蛋白是阿尔茨海默病的主要诱因，其可以导致神经元功能的氧化损伤及 Tau 蛋白过磷酸化，并最终导致神经元细胞的死亡。

阿尔茨海默病患者主要的病理学特征之一是产生老年斑，老年斑的主要成分是含 39 ~ 42 个氨基酸残基的 β - 淀粉样蛋白，β - 淀粉样蛋白由该蛋白前体降解所产生。在正常生理条件下，淀粉样蛋白前体主要由 α - 分泌酶裂解成可溶性的 α - 淀粉样蛋白前体 sAppα 蛋白，不产生 β - 淀粉样蛋白成分；极少部分淀粉样蛋白前体在胞质溶酶体经 β - 分泌酶和 γ - 分泌酶作用裂解为 β - 淀粉样蛋白。当淀粉样蛋白前体基因或衰老前素基因 PS - 1 产生突变后，将导致淀粉样蛋白前体经 β - 分泌酶和 γ - 分泌酶裂解作用增加，β - 淀粉样蛋白聚集可形成神经毒性的原纤维，并进而形成老年斑，引起阿尔茨海默病病变。β - 淀粉样蛋白$_{1\sim42}$ 比 β - 淀粉样蛋白$_{1\sim40}$ 更易发生淀粉样变性，是老年斑中 β - 淀

粉样蛋白的主要形式之一。β-淀粉样蛋白分子被认为是引发阿尔茨海默病病变的关键分子，β-淀粉样蛋白级联假说是目前广泛被接受的阿尔茨海默病发病机制之一。

β-淀粉样蛋白的正常生理作用还有待更深入的研究，β-淀粉样蛋白并非只在老年或早老性大脑中分泌，研究表明，在新生婴儿大脑中也有β-淀粉样蛋白的分泌。这提示，β-淀粉样蛋白可能执行一定的生理功能，但是，β-淀粉样蛋白执行怎样的生理功能？对此我们知之甚少。一些研究表明，β-淀粉样蛋白与一些生命活动关系比较密切，如：①脑髓液中β-淀粉样蛋白生理水平受睡眠—觉醒周期等生理节律的影响，剥夺睡眠引起β-淀粉样蛋白水平的上升；②β-淀粉样蛋白的分泌可能与大脑基底活动相关，如额叶、顶叶大脑和后扣带皮层区域是大脑基底活动最高的区域，这些区域也表现出最高的淀粉样蛋白老年斑水平；颞叶癫痫患者在30来岁时就开始在大脑颞叶区域出现老年斑沉积，这一年龄要远早于正常年龄；③β-淀粉样蛋白与细胞氧化应激相关，β-淀粉样蛋白能够提升体外培养的细胞氧化应激水平，甚至造成细胞氧化损伤。另外，β-淀粉样蛋白可能与免疫反应相关，基于β-淀粉样蛋白能够抑制多种被测试病原菌的生长，有研究者推测这种蛋白可能来源于人体抵抗感染的天然免疫系统的第一道防线。

另外，有一种观点认为，在正常生理状态下，大脑β-淀粉样蛋白仅有极少量的表达，低浓度的β-淀粉样蛋白对未分化、不成熟的神经元有营养作用；而在神经退行性阿尔茨海默病大脑中β-淀粉样蛋白异常表达，高浓度的β-淀粉样蛋白对已分化的、成熟的神经元有毒性作用。

总的来说，我们对β-淀粉样蛋白的认识还处于起步阶段，β-淀粉样蛋白的生理功能以及导致β-淀粉样蛋白致阿尔茨海默病病变的机制还有待进一步阐明。β-淀粉样蛋白的神经毒性涉及复杂的分子机制，目前认为主要包括：①炎症反应：聚集的β-淀粉样蛋白引发小胶质细胞的吞噬行为，并释放炎症因子，引发炎症反应；②氧化应激作用：聚集的β-淀粉样蛋白直接或间接引起神经元反应性活性氧（ROS）增高，造成神经元线粒体生物功能异常、细胞氧化损伤；③破坏细胞内的 Ca^{2+} 稳态平衡，诱导 Ca^{2+} 依赖蛋白磷酸激酶的活力增强，引起 Tau 蛋白过磷酸化。

（一）β-淀粉样蛋白与炎症反应

小胶质细胞是定居在脑内的吞噬细胞，广泛分布于中枢神经系统的各个部位，小胶质细胞是中枢神经的免疫细胞，约占中枢神经胶质细胞的10%。小胶质细胞的活化是中枢神经系统（CNS）在许多病理刺激，有时即使是在非常微弱的刺激作用下的常见反应，表现为小胶质细胞在局部不同程度的增生与聚集，同时伴有细胞形态、免疫表型与功能的一系列变化。

炎症反应是阿尔茨海默病的主要特征之一，老年斑的形成过程中均伴有小胶质细胞的形态和功能的改变，小胶质细胞介导了阿尔茨海默病的炎症反应，研究发现小胶质细胞成群出现在老年斑附件。因此，活化的小胶质细胞在斑块的演化中发挥了重要的作用，但目前 β - 淀粉样蛋白激活小胶质细胞产生细胞因子和神经毒素的机制仍不太清楚。β - 淀粉样蛋白能直接激活小胶质细胞释放炎性分子，如白细胞介素 - 1、肿瘤坏死因子 - α、一氧化氮等，并产生细胞因子和神经毒性物质，从而损害神经元。炎症因子对神经细胞有很大的破坏作用，NO 是强活性的自由基气体，能引起氧化应激，使脂质过氧化，破坏细胞，其他如白细胞介素 - 1 能使细胞骨架蛋白等生成异常，从而破坏了神经元的功能。退变死亡的神经元碎片及有毒物质反过来又刺激其他胶质细胞释放神经毒性物质和炎性细胞因子。这样在脑内就形成一个不断增强的自身毒性环路，使炎症反应不断加强，最终导致患者出现痴呆症状。

β - 淀粉样蛋白刺激小胶质细胞释放的细胞因子进一步通过刺激小胶质细胞释放活性氧，促进其分裂增殖。活性氧的清除剂或活性氧形成有关酶的抑制剂处理小胶质细胞后，能明显抑制 TNF - a、IL - 1β 的作用。同时，活性氧的清除剂和活性氧合成有关酶的抑制剂可降低 NF - κB 的活性，并且影响编码 IL - 1β 基因的转录。由此可以看出，一方面活性氧是各种炎症因子发挥作用的中介，另一方面活性氧又有调节这些细胞因子表达的功能。

小胶质细胞中活性氧的来源较多，如 NADPH 氧化酶、线粒体的呼吸链、黄嘌呤氧化酶、环加氧酶等。但目前多数的研究者认为，在 β - 淀粉样蛋白与小胶质细胞相互作用后，引发神经损伤的活性氧的主要来源是 NADPH 氧化酶。NADPH 氧化酶是一种广泛存在于吞噬细胞及非吞噬细胞的过氧化物酶，其催化产生的活性氧在破坏入侵宿主微生物的结构和信息传递方面有重要作用。然而，在阿尔茨海默病病理中，持续、大量产生的氧自由基会破坏发生炎症反应周围的组织。

另一方面，由于小胶质细胞又是中枢神经系统中的一种巨噬细胞样的吞噬细胞，在适当的刺激下它具有吞噬 β - 淀粉样蛋白而减缓阿尔茨海默病发展的能力。将正常小鼠的小胶质细胞植入阿尔茨海默病模式老鼠脑内，结果明显增强了 β - 淀粉样蛋白的清除。因此，小胶质细胞在阿尔茨海默病中可能扮演了双面的角色。

（二）β - 淀粉样蛋白对线粒体功能的影响

线粒体功能紊乱是阿尔茨海默病的早期特征，包括能量代谢损伤、活性氧的产生和积累、膜通透性的改变等。线粒体损伤机制目前仍不太清楚，但是大量体外实验暗示，β - 淀粉样蛋白能导致线粒体功能损伤，如线粒体 ATP 的产生、氧化损伤、钙离子浓度变化、细胞色素 C 释放。越来越多的研究显示 β -

淀粉样蛋白除了在胞外形成老年斑以外，其在胞内特别是线粒体内的神经毒性很可能是阿尔茨海默病发病的一个重要原因，β-淀粉样蛋白的神经毒性在阿尔茨海默病中的重要性已经得到广泛认可，但其损伤神经元的机制仍不太明确。

一方面，对阿尔茨海默病患者的尸检和过量表达淀粉样蛋白前体的转基因小鼠神经元的线粒体内均发现有大量β-淀粉样蛋白的存在，另一方面，在阿尔茨海默病患者神经元线粒体中发现了一种特异降解β-淀粉样蛋白的前序肽酶，这就从侧面证明了线粒体中β-淀粉样蛋白积累的事实。此外，在阿尔茨海默病患者和过量表达淀粉样蛋白前体的转基因小鼠线粒体中还发现了有大量淀粉样蛋白前体的存在，所以线粒体中β-淀粉样蛋白的来源可能存在两种途径，一种是淀粉样蛋白前体运送到线粒体内后裂解产生β-淀粉样蛋白，另外一种是β-淀粉样蛋白在线粒体外产生，然后通过线粒体膜运送到线粒体内。研究发现β-淀粉样蛋白可以通过线粒体上外膜转位酶复合体（TOM）运送到线粒体内，并且在线粒体内膜的嵴上积累。

β-淀粉样蛋白在线粒体中的积累很可能是β-淀粉样蛋白神经毒性的重要起始因素，这一积累影响了线粒体的结构。通过激光共聚焦显微镜发现，与对照组相比转染了淀粉样蛋白前体 cDNA 的细胞中线粒体的形态和分布都发生了重要变化，形态上呈分裂状的线粒体占总线粒体的比重大大上升；而且与对照组线粒体散布状态相比，过量表达淀粉样蛋白前体的细胞中线粒体大都集中到了核周区。进一步的研究发现，当加入不影响淀粉样蛋白前体产生却影响β-淀粉样蛋白产生的β-裂解酶抑制剂Ⅳ后，上述形态和分布异常的线粒体得到了有效缓解，这说明了过量产生的β-淀粉样蛋白而不是过量产生的淀粉样蛋白前体在线粒体结构异常中起主要作用。

β-淀粉样蛋白对线粒体结构的改变导致线粒体的正常生理功能的异常。能量代谢功能的减弱是阿尔茨海默病中一个重要的早期症状，而神经细胞的供能基本都是由线粒体提供的，因此阿尔茨海默病人的产能功能一直是研究的重点。正常的细胞电子呼吸链是有氧呼吸产生 ATP 的关键步骤，而对阿尔茨海默病患者的尸检显示其细胞色素 C 氧化酶（复合物Ⅳ）的活力缺失。更多实验也显示，β-淀粉样蛋白增加了神经元的易损性，使其更易受到氧化损伤，进而破坏氧化呼吸链，从而影响线粒体的产能系统。转染过量表达淀粉样蛋白前体的人神经母细胞瘤 SH-SY5Y 细胞中，发现内源性可溶的β-淀粉样蛋白对呼吸链中复合体Ⅰ和Ⅱ的活力没有明显影响，但明显减少了复合体Ⅳ细胞色素 C 氧化酶的活力；值得注意的是复合体Ⅲ的活性却发生了增加，Rhein 等认为这可能是线粒体对复合体Ⅳ受到β-淀粉样蛋白作用抑制后发生的一种补偿效应，尽管这一效应并不能有效缓解呼吸链已经受到的损伤。此外，在过量表达淀粉样蛋白前体的细胞中 ATP 的产生量明显下降，这就说明内源性可溶的 β - 淀粉样蛋白对线粒体 ATP 的产生有明显抑制作用。

另外，β - 淀粉样蛋白诱导线粒体损伤导致的活性氧过量与在阿尔茨海默病也密切相关。在阿尔茨海默病患者中，活性氧产量过高，影响正常细胞功能，如造成蛋白质，脂质体，还有 DNA，RNA 等多种底物发生氧化应激。活性氧的产生直接与 ATP 的形成有关，在线粒体产能过程中，多数的电子与氧分子发生反应，产生超阴氧自由基，并转化成活性氧自由基。目前很多实验均发现。β - 淀粉样蛋白可以导致活性氧水平的升高。β - 淀粉样蛋白对线粒体氧自由基产生主要有以下方面的影响，一方面，大量的实验采用不同的方法均表明 β - 淀粉样蛋白可以通过损伤呼吸链 IV 复合体引起胞内活性氧过量产生，产生这一过程的可能机制有：① β - 淀粉样蛋白可以在线粒体膜上阻断核编码的 IV 复合体亚基向线粒体内的运输；② β - 淀粉样蛋白与亚铁血红素的螯合物具有过氧化物酶的活力，可以引起胞内多种分子的过氧化反应；③ β - 淀粉样蛋白与线粒体内乙醇脱氢酶（ABAD）的相互作用，促使活性氧的释放和线粒体的功能失活。另一方面，β - 淀粉样蛋白可以损伤线粒体的抗氧化系统，减弱细胞清除氧自由基的能力。正常的细胞内有强大的抗氧化系统可以有效清除细胞内的活性氧，但是当体内的活性氧产生量超过正常的抗氧化系统清除能力的时候，便发生了氧化应激。大脑中由于含有高浓度的氧分子和大量的多不饱和脂肪酸，并且相对其他器官而言其中的抗氧化剂含量较低，所以它更易受氧化应激的影响。β - 淀粉样蛋白可以损伤线粒体的抗氧化系统，特别是超氧化物歧化酶 2（SOD2），过量表达淀粉样蛋白前体的转基因小鼠与过量表达 Mn - SOD 小鼠的杂交实验，发现在杂交小鼠后代中具有过量表达 Mn - SOD 基因的小鼠中出现了氧化应激水平的减少、β - 淀粉样蛋白沉积和记忆缺失程度的缓解症状。另外，钙离子是胞内重要的离子，它作为二级信使参与胞内很多重要的信号作用，研究发现在阿尔茨海默病人中钙离子平衡打破，其很可能是受到 β - 淀粉样蛋白影响，但其机制尚不明确。研究发现，寡聚体的 β - 淀粉样蛋白可以强烈促进细胞外的钙离子向细胞内和线粒体内流动，引起线粒体中钙离子浓度超过正常水平，这一改变影响了线粒体膜的通透性，导致细胞色素 C 的释放和活性氧水平上升，继而引起细胞凋亡。最近研究发现 β - 淀粉样蛋白可诱导线粒体功能异常及其动态能力，此外 β - 淀粉样蛋白可激活谷氨酸 N - 甲基 - D - 天冬氨酸受体（NMDA 受体）和内质网的钙离子过度释放，进而导致线粒体钙离子内外平衡，从而干扰细胞器的功能，进而导致神经元死亡。

（三）β - 淀粉样蛋白对 Tau 蛋白磷酸化的影响

Tau 蛋白在正常状态下可以诱导及促进微管蛋白聚集形成微管，并且与新聚合的微管束缚在一起，稳定已经形成的微管。另外，Tau 蛋白还参与维持细胞形态、信息传递、细胞分裂及运动等重要生物学过程，是轴突生长发育和神经元极性形成的不可缺少的因素。Tau 蛋白是一种含磷的糖蛋白质，具有 20～30 个磷酸化位点，成熟人脑中正常的 Tau 蛋白磷酸化程度为每摩尔蛋白含 2～3mol 磷，为可溶性 Tau 蛋白。在病理状态下，不可溶性纤维化的 Tau 蛋白（PHF－Tau）中每摩尔蛋白含 8～10mol 磷，并且 PHF－Tau 螺旋丝中 Tau 蛋白均形成了大量的 β 折叠构象。Tau 蛋白的异常磷酸化使其与微管亲和力降低，导致细胞内游离 Tau 蛋白浓度升高。

Tau 蛋白的磷酸化状态主要取决于蛋白激酶和蛋白磷酸酶的相对活力，并 Tau 蛋白的磷酸化与去磷酸化处于一种动态平衡过程。体内有多种丝氨酸/苏氨酸激酶蛋白激酶可以磷酸化 Tau 蛋白，根据氨酰/苏氨酰蛋白激酶的催化序列是否依赖脯氨酸，可将它们分为脯氨酸指导的蛋白激酶（PDPK）和非脯氨酸指导的蛋白激酶（NPDPK）。体外实验表明，能使 Tau 蛋白发生磷酸化的脯氨酸指导的蛋白激酶主要有丝原激活的蛋白激酶（MAPK）、细胞分裂周期蛋白激酶－2（CDCK2）、周期蛋白依赖性激酶－5（DCK5）、糖原合成激酶－3（SK－3）、应激活化的蛋白激酶（JNK/SAPK）和 p38 激酶。非脯氨酸指导的蛋白激酶主要有 cAMP 依赖的蛋白激酶（PKA）、蛋白激酶 C（PKC）、钙/钙调素依赖的蛋白激酶Ⅱ（CaMKⅡ）、酪蛋白激酶Ⅰ和Ⅱ（CK－Ⅰ/Ⅱ）等。越来越多的研究表明，在以上磷酸激酶中，GSK－3 及 JNK 在 Tau 蛋白过磷酸化过程中起着重要的作用。蛋白磷酸酶主要为丝氨酸/苏氨酸，依据其不同的底物特异性及对特定抑制剂的不同敏感性，可分为蛋白磷酸酯酶－1（PP－1）及蛋白磷酸酯酶－1（PP－2），其中对于磷酸酯酶－2，依据其对二价金属离子的依赖情况，又可进一步细分为磷酸酯酶－2A、磷酸酯酶－2B 及磷酸酯酶－2C，磷酸酯酶－2B 又称为钙调神经磷酸酶（CaN）。早期的研究表明，磷酸酯酶－2A 是脑内对 Tau 蛋白起脱磷酸化作用的一种主要的蛋白磷酸酶。但最近的研究表明，磷酸酯酶－2B 活性的下降也在阿尔茨海默病的 Tau 蛋白异常磷酸化中发挥了重要的作用，而且，由于磷酸酯酶－2B 活性缺陷所致的 Tau 蛋白异常磷酸化是一个可逆的生理过程。异常磷酸化的 Tau 蛋白上可被磷酸酯酶－2B 去磷酸化的位点最多，磷酸酯酶－2A 次之，磷酸酯酶－1 只能作用于少数几个位点，而磷酸酯酶－2C 几乎对 Tau 蛋白上异常磷酸化的位点均无作用。

Tau 蛋白的蛋白激酶过度活化或蛋白磷酸酶活力的降低将打破体内 Tau 蛋白的磷酸化平衡状态，引起 Tau 蛋白过磷酸化。Tau 蛋白可能在 β－淀粉样蛋白诱导的神经毒性中扮演着重要的作用，研究表明，一方面，β－淀粉样蛋白可引起含 Tau 蛋白的神经元变性，另一方面，仅有 β－淀粉样蛋白沉积并不引起神经变性，β－淀粉样蛋白不引起缺乏 Tau 的神经元变性。Tau 蛋白在 β－淀粉样蛋白引发的神经变性机制中起关键作用，在缺乏 Tau 情况下，β－淀粉样蛋白并不引起轴突运输的改变和神经变性。

β－淀粉样蛋白引发的过磷酸化 Tau 病理性聚集物改变了神经元必需物质向末梢的转运，这种改变的结果，引发了末端的渐进性变性。然而，β－淀粉样蛋白引起 Tau 磷酸化的机制目前尚需进一步研究，相关文献的研究表明，β－淀粉样蛋白可能通过氧化应激或神经元膜上的相关受体引起 Tau 蛋白过磷酸化。β－淀粉样蛋白引发的过度磷酸化 Tau 病理性聚集物改变了神经元必需物质向末梢的转运，这种改变的结果，引发了末端的渐进性变性。然而，β－淀粉样蛋白引起 Tau 磷酸化的机制目前尚需进一步的研究，相关研究表明，β－淀粉样蛋白可能通过氧化应激或神经元膜上的相关受体引起 Tau 蛋白过磷酸化。

Tau 蛋白的过度磷酸化是阿尔茨海默病的重要病理特征之一，很多细胞和动物实验发现 β－淀粉样蛋白可导致 Tau 蛋白过磷酸化，其中糖原合成激酶－3β（GSK－3β）作为 Tau 蛋白的主要磷酸化酶起了重要的连接作用。此外，阿尔茨海默病人早期发现糖原合成激酶－3 功能紊乱。

糖原合成激酶－3 是 P13k/AKT 信号通路关键下游蛋白，其活性主要是受 AKT 调节的 Ser9 位点磷酸化的影响，Ser9 磷酸化水平越高其活性越低，反之当其磷酸化水平受到抑制时，糖原合成激酶－3β 活性越强。β－淀粉样蛋白可以降低糖原合成激酶－3 Ser9 磷酸化水平，从而激活糖原合成激酶－3 的活力，导致 Tau 蛋白的过磷酸化，最后形成神经纤维缠结。另外，发现糖原合成激酶－3 抑制剂对阿尔茨海默病有很好的治疗，它能通过抑制糖原合成激酶－3 的活性来抑制 Tau 蛋白的过磷酸化，但其副作用需进一步确认。目前尚有 β－淀粉样蛋白沉淀和 Tau 蛋白过磷酸化两者之间发生的前后顺序之争，也有学者认为现有 Tau 蛋白过磷酸化然后导致神经元损伤从而引起 β－淀粉样蛋白沉淀，不过无论先后，两者在阿尔茨海默病的发生过程的密切关系都值得关注。

（四）β－淀粉样蛋白影响突触功能

阿尔茨海默病的另外一个主要病理特征为神经元间突触连接减弱直至细胞凋亡，典型的突触结构即突触前膜，突触后膜及前后膜之间的间隙。突触的变性和丢失在阿尔茨海默病早期出现，此外研究发现 β－样淀粉样蛋白影响突触传递和可塑性，但是其作用机制目前仍不太清楚。同时 β－淀粉样蛋白可以通过影响神经元树突生长，树突棘的密度及突触后膜相关受体的形态和功能，进而影响突触的形态及功能。突触可塑性是神经元在与学习和记忆有关的过程中彼此之间建立联系和中断联系的能力，研究发现与学习和认知相关的神经元突触可塑性异常在阿尔茨海默病的发病过程了起了重要作用，而 β－淀粉样蛋白具有强烈的细胞毒性，大量实验也支持 β－淀粉样蛋白能够影响突触的结构和功能。

在阿尔茨海默病患者脑中发现相关突触受体减少，特别是与学习和记忆相关的 N-甲基-D-天冬氨酸受体。研究发现用可溶性的寡聚体 β-淀粉样蛋白处理原代神经元细胞，发现 N-甲基-D-天冬氨酸受体 NR2B 亚单位的表达下降。海马长时程增强（LTP）被认为与学习和记忆的形成有关，是反映突触可塑性的重要指标，研究发现 β-淀粉样蛋白能明显抑制海马长时程增强，而其抑制机制目前尚未完全清楚，β-淀粉样蛋白可作用于神经元的膜通道和受体蛋白质如 N-甲基-D-天冬氨酸受体，引起通道和受体功能性改变；也可影响细胞内信号转导通路如钙信号通路、基因转录及蛋白表达等过程，最终影响突触传递功能，导致长时程增强损害。

三、β-淀粉样蛋白与其他风险因素的关系

（一）β-淀粉样蛋白与载脂蛋白 E 基因的关系

载脂蛋白 E（ApoE）是一类与胆固醇运输相关的血浆蛋白，由 299 个氨基酸组成，它可将脂类转移到细胞内并参与了神经元轴突的伸展和生长。阿尔茨海默病中研究较多的是载脂蛋白 E 基因，它常见的等位基因有载脂蛋白 E $\varepsilon2$、$\varepsilon3$、$\varepsilon4$ 等，其中载脂蛋白 E $\varepsilon4$ 是阿尔茨海默病发病的高危因素。研究发现，载脂蛋白 E 和 β-淀粉样蛋白具有很高的亲和力，载脂蛋白 E 对脑 β-淀粉样蛋白的含量，沉淀和分解起着重要作用，这可能与不同亚型的载脂蛋白 E 对 β-淀粉样蛋白的聚集和清除能力差异相关。流行病调查发现，晚发性阿尔茨海默病病人中携带 $\varepsilon4$ 等位载脂蛋白 E 基因者占 46.2%，而对照组占 13.2%。

研究发现，携带载脂蛋白 E $\varepsilon4$ 基因的个体会比那些带有载脂蛋白 E $\varepsilon2$ 和载脂蛋白 E $\varepsilon3$ 的人在脑中积聚更多的 β-淀粉样蛋白。老年斑和神经纤维缠结中都有载脂蛋白 E $\varepsilon4$ 的存在，载脂蛋白 E $\varepsilon4$ 可能作为 β-淀粉样蛋白$_{1\sim42}$ 的分子伴侣，促进 β-淀粉样蛋白$_{1\sim42}$发生沉淀。体外研究进一步发现，载脂蛋白 E $\varepsilon4$ 与可溶性的 β-淀粉样蛋白结合，使其溶解度改变而形成淀粉样蛋白沉积。

另外，载脂蛋白 E $\varepsilon4$ 还可导致 Tau 蛋白的异常磷酸化，从而破坏神经细胞内微管蛋白组装和稳定性。

（二）金属离子与 β-淀粉样蛋白的关系

脑组织中聚集了大量的金属离子，不少研究发现金属离子的稳态失衡与年龄相关的神经性退行性疾病相关。研究发现，在阿尔茨海默病人脑中 Cu^{2+} 和 Zn^{2+} 在老年斑中有着异常高的浓度，这对阿尔茨海默病的发病有着一定的作用。Huang 等通过实验发现淀粉样蛋白可与 Cu^{2+} 结合，将 Cu^{2+} 还原成 Cu^+，同时将分子氧催化成过氧化氢，诱导活性氧的过量产生，这可能是阿尔茨海默

病的发病机制之一。在淀粉样蛋白的第 6、13、14 位点处有组氨酸残基，这被认为是与金属离子 Cu^{2+} 结合的位点，淀粉样蛋白对 Cu^{2+} 有着极强的亲和力。另外，体外实验结果提示，Cu^{2+} 能增强 β - 淀粉样蛋白的神经毒性，当 Cu^{2+} 和 β - 淀粉样蛋白的比例是 1：1 时，其混合物毒性最强。Zn^{2+} 和 Cu^{2+} 影响淀粉样蛋白的纤维状态和毒性。

金属离子被认为在阿尔茨海默病的发病过程中起了两个重要作用：一是促进了淀粉样蛋白的聚集，二是促使淀粉样蛋白产生活性氧引起神经元的大量死亡。大量的实验同样证明了金属离子如 Zn^{2+} 和 Cu^{2+} 能和淀粉样蛋白结合，这种异常的蛋白复合物能在阿尔茨海默病病人脑中检测到，而在正常情况下不存在。

（三）β - 淀粉样蛋白与胆碱能损伤的关系

阿尔茨海默病的主要发病机理比较流行的学说有"胆碱能学说"和"β - 淀粉样蛋白学说"，目前两者之间的联系也是研究的热点。胆碱能损伤在阿尔茨海默病中起了重要作用，胆碱能系统主要与学习相关，在阿尔茨海默病的发病过程中，胆碱能神经元丢失，乙酰胆碱酯酶活力和胆碱乙酰酯酶活力减低，进而导致学习、记忆等衰退，这被认为是阿尔茨海默病的主要临床特征。乙酰胆碱是中枢神经的主要神经递质之一，在学习和记忆过程中起着重要作用，胆碱乙酰转移酶是合成乙酰胆碱的主要限速酶，研究发现在阿尔茨海默病患者脑中胆碱乙酰转移酶的数目下降，并且发现与 β - 淀粉样蛋白含量成正比。马晓峰等将 β - 淀粉样蛋白注入到大鼠基底巨细胞核，发现大鼠皮层细胞乙酰胆碱释放明显减少，其胆碱传递功能的损伤可能是造成大鼠工作记忆衰退的原因。体外实验结果也发现，拟胆碱药能缓解 β - 淀粉样蛋白的神经毒性，目前乙酰胆碱酯酶抑制剂仍是阿尔茨海默病的主要治疗药物。

参考文献

［1］ Hardy J A，Higgins G A. Alzheimer's disease：the amyloid cascade hypothesis. Science，1992，256：184 - 185.

［2］ Heng H，Koo E H. The amyloid precursor protein：beyond amyloid. Mol Neurodegener，2006，1：5.

［3］ Chow V W，Mattson M P，Wong P C，et al. Overview of APP processing enzymes and products. Neuromolecular Med，2010，12（1）：1 - 12.

［4］ Cole S L，Vassar R. The role of amyloid precursor protein processing by BACE1，the β - secretase，in Alzheimer disease pathophysiology. J Biol Chem，2008，283（44）：29621 - 29625.

［5］Reddy P H, Amyloid beta, mitochondrial structural and functional dynamics in Alzheimer's disease. Experimental Neurology, 2009, 218（2）: 286 – 292.

［6］陈林, 黄汉昌, 姜招峰. β-淀粉样蛋白在线粒体作用的研究进展. 生命科学, 2009, 21（4）: 504 – 507.

［7］Fukui H, Moraes C T. The mitochondrial impairment, oxidative stress and neurodegeneration connection: reality or just an attractive hypothesis? Trends Neurosci, 2008, 31（5）: 251 – 256.

［8］Kim J, Basak J M, Holtzman D M. The role of apolipoprotein E in Alzheimer's disease. Neuron, 2009, 63（3）: 287 – 303.

［9］Tillement L, Lecanu L, Papadopoulos V. Alzheimer's disease: effects of β-amyloid on mitochondria. Mitochondrion, 2011, 11（1）: 13 – 21.

［10］Hémar A, Mulle C. Alzheimer's disease, amyloid peptide and synaptic dysfunction. Med Sci（Paris）, 2011, 27（8 – 9）: 733 – 736.

［11］陆周一, 徐淑君, 鲍晓明, 等. NMDA 受体参与β-淀粉样蛋白介导的突触可塑性损伤研究进展. 中国老年学杂志, 2011, 10（31）: 1913 – 1916.

［12］张俊芳. β-淀粉样蛋白$_{31～35}$片段对大鼠在体海马长持续长时程增强（L – LTP）的抑制作用及其机制研究. 太原: 山西医科大学, 2006.

［13］蔡志友, 晏勇. 阿尔茨海默病小胶质细胞神经毒性研究进展. 中国老年学杂志, 2008, 28（4）: 404 – 407.

［14］Rempel H, Kusdra L, Pulliam L. Interleukin – 1 beta up – regulates expression of neurofilament light in human neuronal cells. J Neurochem, 2001, 78（3）: 640 – 645.

［15］Huang X, Cuajungco M P, Atwood C S, et al. Alzheimer's disease, beta – amyloid protein and zinc. J Nutr, 2000, 130（Suppl 5）: 1488 – 1492.

［16］Ikonomovic M D, Abrahamson E E, Isanski B A, et al. Superior frontal cortex cholinergic axon density in mild cognitive impairment and early. Arch Neurol, 2007, 64（9）: 1312 – 1317.

［17］马晓峰, 叶惟泠, 梅镇彤. β-淀粉样蛋白注入大鼠 NBM 引起的胆碱能传递变化及记忆损伤. 生命科学, 2001, 31（4）: 379 – 384.

［18］杨小慧, 姜招峰. 小胶质细胞在阿尔茨海默病中的作用. 生命的化学, 2008, 28（4）: 431 – 434.

［19］张耀东, 徐勇, 聂宏伟. 中国人群阿尔茨海默病载脂蛋白 E 基因多态性的 Meta 分析. 中国循证医学杂志, 2011, 11（4）: 433 – 436.

第三章 β - 淀粉样蛋白的制备与结构分析

一、β - 淀粉样蛋白样品的常规制备方法

由于 β - 淀粉样蛋白自身结构的不稳定性，不同的温度、pH、离子强度、浓度都会影响其聚集状态，因此，首先介绍不同形式的 β - 淀粉样蛋白样品的制备方法。

（一）β - 淀粉样蛋白样品的溶解

（1）首先将 β - 淀粉样蛋白$_{1\sim40}$ 或 β - 淀粉样蛋白$_{1\sim42}$ 溶于六氟异丙醇（HFIP）中。由于六氟异丙醇具有高度腐蚀性及挥发性，注意整个过程在通风橱内进行。

（2）若溶解 β - 淀粉样蛋白$_{1\sim42}$，在 10mg 样品中加入 2.217mL 六氟异丙醇以保证 β - 淀粉样蛋白$_{1\sim42}$ 的贮存液浓度为 1mmol/L；若需溶解 β - 淀粉样蛋白$_{1\sim40}$，则在 10mg 样品中加入 2.31mL 六氟异丙醇。

（3）将上述 β - 淀粉样蛋白 - 六氟异丙醇溶液室温下放置 30min，应保证溶液为无色且澄清透明，必要时可延长时间或在超声波水浴中作用 5min。

（4）将已制备好的储存液分装至 0.5mL 的小离心管中，每管 10μL 或 100μL。注意减少整个过程中气泡的产生。

（5）开盖放置小管于通风橱内过夜，最后转移至冷冻干燥机内 1h 彻底除去样品中残余的痕量六氟异丙醇，干燥后的 β - 淀粉样蛋白外观应为聚集在离心管底部的薄、透明的沉淀物。

（6）将此冻干 β - 淀粉样蛋白加干燥剂储存于负 20℃或更低温度，可稳定保存数月。

在上述样品溶解完成后，根据实验目的不同，可按下述操作制备得到不同结构状态的 β - 淀粉样蛋白样品。

（二）β - 淀粉样蛋白样品的制备

1. 非聚集态 β - 淀粉样蛋白的制备

经六氟异丙醇处理并冻干的 β - 淀粉样蛋白室温下溶于二甲基亚砜至 5mmol/L，然后用预冷的去离子水稀释至终浓度 100μmol/L，15s 混匀后立即使用。

2. 寡聚态 β - 淀粉样蛋白的制备

经六氟异丙醇处理并冻干的 β - 淀粉样蛋白室温下溶于二甲基亚砜至

5mmol/L，然后用预冷的无酚红 F - 12 培养基稀释至终浓度 100μmol/L。混匀 15s，4℃放置 24h 后使用。

3. 纤维状 β - 淀粉样蛋白的制备

经六氟异丙醇处理并冻干的 β - 淀粉样蛋白室温下溶于二甲基亚砜至 5mmol/L，然后室温下用 10mmol/L HCl（或 10mmol/L HCl，150mmol/L NaCl）稀释至终浓度 100μmol/L。混匀 15s，37℃放置 24h 后使用。

二、体积排阻色谱

体积排阻色谱（SEC），也称凝胶排阻色谱（GPC）。其分离过程是使具有不同分子大小的样品，通过多孔性凝胶（软性凝胶或刚性凝胶）固定相，柱中可供分子通行的路径有颗粒间的间隙（较大）和颗粒内的微孔（较小）。借助精确控制凝胶孔径的大小，使样品中的大分子不能进入凝胶孔洞而完全被排阻，只能沿多孔凝胶粒子之间的空隙通过色谱柱，首先从柱中被流动相洗脱出来；中等大小的分子能进入凝胶中一些适当的孔洞中，但不能进入更小的微孔，在柱中受到滞留，较慢的从柱中洗脱出；小分子可进入凝胶的绝大部分孔洞，在柱中受到更强的滞留，会更慢的被洗脱出；溶解样品的溶剂分子，其分子质量最小，可进入凝胶的所有孔洞，而最后从柱中流出，从而实现具有不同分子大小样品的完全分离。经过一定长度的色谱柱，分子根据相对分子大小被分开，这种现象称作分子筛效应。

（一）分布系数

由上述体积排阻色谱的分离原理可以看出，具有不同大小的样品分子，是严格按照凝胶孔径大小在凝胶柱中进行分配的，因此体积排阻色谱中的分布系数 K_D 为：

$$K_D = \frac{[X_s]}{[X_m]}$$

式中，$[X_s]$ 为样品分子在多孔凝胶固定相的平衡浓度，$[X_m]$ 为样品分子在流动相中的平衡浓度。

当凝胶固定相中所有孔洞都能接受样品分子时，此种样品分子的 $[X_s]$ = $[X_m]$，则其 $K_D = 1.0$，此即为凝胶的渗透极限。若凝胶固定相的所有孔洞都不能使样品分子进入，则此种样品分子的 $[X_s]$ = 0，其 $K_D = 0$，此即为凝胶的排阻极限。因此在体积排阻色谱中，不同尺寸样品分子的分布系数 K_D 总保持在 0 ~ 1.0。

溶解样品的溶剂分子最后从凝胶色谱柱中流出，这一点明显不同于其他液相色谱法，因此与溶剂分子流出对应的时间应为死时间，其对应的洗脱体积为柱的死体积。

（二）校正原理

用已知相对分子质量的单分散标准聚合物做一条淋洗体积或淋洗时间和相对分子质量对应关系曲线，称为"校正曲线"。常用一组分子质量不等的、单分散的试样为标准样品，分别测定它们的淋出体积（保留时间），建立保留时间与分子质量二者之间的关系，从而求出其分子质量。聚合物中几乎找不到单分散的标准样，一般用窄分布的试样代替。在相同的测试条件下，做一系列的凝胶排阻色谱标准谱图，以重均分子质量的对数值（$\lg M$）对保留时间（t）作图，所得曲线即为"校正曲线"。通过校正曲线，就能从凝胶排阻色谱谱图上计算各种所需相对分子质量与相对分子质量分布的信息。

（三）体积排阻色谱法的特点

由具有一定粒度含不同孔径凝胶构成的色谱柱，所能分离样品的分子质量（M）的范围，是由组分从柱中洗脱时的洗脱体积（V_e）的差别来表示的。为表示此凝胶色谱柱的特性，可以绘制 $\lg M - V_e$ 校正曲线，如图 3-1 所示。图中 A 点（$K_D = 0$）为排阻极限，即相当于相对分子质量大于 10^6 的分子被排斥在凝胶孔穴之外，以单一谱带流出柱外，对应保留体积为 V_o。图中 B 点（$K_D = 1.0$）为渗透极限，相当于相对分子量小于 10^2 的小分子都可完全渗入凝胶孔穴内，以单一谱带流出柱外，对应保留体积为 $V_o + V_p$。由图 3-1 可看出，只有分子质量介于 A、B 两点之间的组分 x'（K_D 在 $0 \sim 1.0$）可以进入凝胶的不同孔穴进行渗透分离，对应的保留体积为 V_x。通常将图中 A、B 两点间的分

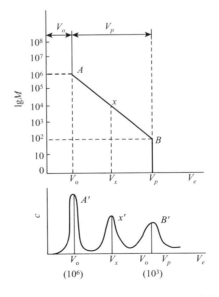

图 3-1　凝胶色谱柱的 $\lg M - V_e$ 校正曲线

子质量范围称为凝胶色谱柱的分级范围，由此可知，只有凝胶的孔穴体积 V_p 才是具有分离能力的有效体积。

体积排阻色谱法的分离机理较独特，其洗脱体积总是位于 V_o 至 $V_o + V_p$ 之间。因此凝胶色谱柱的峰容量是有限的，在整个色谱图上只能容纳小于 10～12 个色谱峰，而不像其他液相色谱方法那样在一次分离中可以分开几十至成百个化合物。这表明体积排阻色谱法的分离度较低，因此仅用体积排阻色谱法不能完全分离一个复杂的、含多组分的样品。

（四）色谱柱的选择

各种色谱柱的孔隙大小分布有一定范围，有最大极限和最小极限。分子直径比凝胶最大孔隙直径大的，就会全部被排阻在凝胶颗粒之外，这种情况称为全排阻。两种全排阻的分子即使大小不同，也不能有分离效果。直径比凝胶最小孔直径小的分子能进入凝胶的全部孔隙。如果两种分子都能全部进入凝胶孔隙，即使它们的大小有差别，也不会有好的分离效果。因此，色谱柱有一定的使用范围。

Superdex 75 色谱柱（10mm×300mm）常被用于检测可溶性 β－淀粉样蛋白寡聚体的大小。蛋白样品前处理：100μL 蛋白样品置于 4℃ 下以 12000r/min 离心 10min，取上清液用磷酸缓冲盐溶液（PBS）稀释至 500μL。将获得的蛋白样品上柱，以磷酸缓冲盐溶液作为洗脱缓冲液，ÄKTA prime plus（GE Healthcare）215nm 处检测信号。下列蛋白常用作分子质量的校定标准品：伴白蛋白（75kD），碳酸酐酶（29kD），核糖核酸酶（13.7kD），抑肽酶（6.5kD）。

三、圆二色光谱

圆二色（CD）光谱能够灵敏地反映蛋白质溶液构象的改变，是研究溶液中蛋白质构象的一种快速、简单、准确的方法。由于其测定方法快速简便，对构象变化灵敏，且可以在较接近生理状态的溶液状态下测定，所以它是目前研究蛋白质二级结构的主要手段之一，并已广泛应用于蛋白质的构象研究中。

在蛋白质或多肽中，主要的光活性基团是肽链骨架中的肽键、芳香氨基酸残基及二硫桥键。光波电场矢量与传播方向所组成的平面称为光波的振动面。若此振动面不随时间变化，这束光就称为平面偏振光，其振动面称为偏振面。平面偏振光可分解为振幅、频率相同，旋转方向相反的两圆偏振光。其中电矢量以顺时针方向旋转的称为右旋圆偏振光，而以逆时针方向旋转的则称为左旋圆偏振光。若两束偏振光的振幅（强度）不相同，则合成的将是一束椭圆偏振光。光学活性物质对左、右旋圆偏振光的吸收率不同，其光吸收的差值 ΔA 称为该物质的圆二色性。圆二色性的存在使通过该物质传播的平面偏振光变为椭圆偏振光，且只在发生吸收的波长处才能观察到。当平面圆偏振光通过这些光活性的生色基团时，光活性中心对平面圆偏振光中的左、右圆偏振光的吸收不相同，产生吸收差值，由于这种吸收差的存在，造成了偏振光矢量的振幅差，圆偏振光变成了椭圆偏振光，这就是蛋白质的圆二色性。圆二色性的大小常用摩尔消光系数差 $\Delta\theta$（$M^{-1}\cdot cm^{-1}$）来度量，圆二色性也可用摩尔椭圆度 $[\theta]$ 来度量，它与摩尔消光系数差之间的换算关系式为：

$$[\theta] = 4500/\pi(\varepsilon L - \varepsilon R)\cdot \ln 10$$

通常近似为：

$$[\theta] = 3300\Delta\varepsilon$$

蛋白质的圆二色光谱一般分为两个波长范围，即 178～250nm 为远紫外区圆二色光谱，250～320nm 为近紫外区圆二色光谱。远紫外区圆二色光谱反映肽键的圆二色性，在蛋白质或多肽的规则二级结构中，肽键是高度有规律排列的。排列的方向性决定了肽键能级跃迁的分裂情况。因此，具有不同二级结构的蛋白质或多肽所产生圆二色光谱谱带的位置、吸收的强弱都不相同。

如图 3-2 所示，α-螺旋结构在靠近 192nm 有一正的谱带，在 222nm 和 208nm 处表现出两个负的特征肩峰谱带；β-折叠的圆二色光谱在 216nm 有一负谱带，在 185～200nm 有一正谱带；β-转角在 206nm 附近有一正圆二色光谱谱带，而左手螺旋 P2 结构在相应的位置有负的圆二色光谱带。因此，根据所测得蛋白质或多肽的远紫外圆二色光谱，能反映出蛋白质或多肽链二级结构的信息。

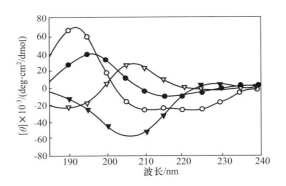

图 3-2　α-螺旋（○），β-折叠（●），β-转角（▽）及 P2（▼）
结构多肽的圆二色光谱（0.1mol/L 醋酸溶液中的聚-L-脯氨酸）

蛋白质最佳浓度的选择和测定，决定圆二色光谱数据计算二级结构的准确性。圆二色光谱的测量一般在蛋白质含量相对低（0.01～0.2g/L）的稀溶液中进行，溶液最大的吸光度值不超过 2。稀溶液可减少蛋白质分子间的聚集。

但如果太稀，则导致蛋白质过多地吸附在容器壁上，影响实验的准确性。

　　β－淀粉样蛋白制成冻干粉。取出真空蒸发后，加入 460μL 浓度为 20mmol/L 的 Tris－HCl（pH 7.4），使β－淀粉样蛋白的终浓度约为 50μmol/L。波长范围：190～240nm，扫描参数：25℃，带宽 2nm，扫描速度 20nm/min，步长 1nm，反应时间 1s。以 Tris－HCl 作为背景的空白对照值从各组所得到的值中减去。结果取三次扫描的平均值。

　　操作注意事项如下。

　　（1）对于正常测量，圆二色光谱的最佳谱带宽度是 1～2nm，对分辨率要求较高时，需要用到较窄的狭缝宽度，但存在的问题是此时光电倍增管的电压较高，谱的信噪比差。当样品的吸光度很高但圆二色光谱信号很弱时，一方面要尽量保证测定圆二色光谱谱峰所需要的足够浓度，另一方面要设置较宽的狭缝。另外，在固体圆二色光谱测试时也需要较大的狭缝宽度（一般要求 >2nm）。

　　（2）在紫外区进行光谱扫描时，J－810 型圆二色光谱的耗氮量约为 3L/min（190～250nm）、3～5L/min（185nm）、10L/min（180nm）、60～70L/min（170nm）。因此，当测定蛋白等样品的远紫外光谱时，必须事先计算氮气所需总量，以免氮气用完造成臭氧对紫外光产生的吸收干扰光谱的测定。

四、淀粉样物质染色

　　淀粉样物质是一种同质性的嗜伊红性物质，因为在用碘染色时与淀粉的反应相似，故称为淀粉样物质。用苏木精－伊红（HE）染色后，它被染为均匀一致的淡粉红色，与胶原纤维玻璃样变基本一样，不易鉴别。超微结构的研究证明它是由具有固定物理性质的蛋白原纤维构成，每个纤维宽约 7.5nm。Glenner 等研究表明，淀粉样物是由排列呈β－折叠结构的轻链多肽所构成。

（一）刚果红染色法

　　β－淀粉样蛋白是一个具有β片层二级结构的多肽，在阿尔茨海默病患者大脑内其聚集形成不可溶性的纤维状淀粉样蛋白，并与大脑内的胶质细胞等形成老年斑。因此β－淀粉样老年斑的观察可以采用淀粉样物质的染色观察。

　　刚果红染料与蛋白β折叠二级结构能产生相互作用，1930 年 Divry 用刚果红对阿尔茨海默病病人脑中的损害区域染色，成功地使淤积在细胞外的老年斑着色，发现老年斑的首要成分是一种嗜刚果红的淀粉样蛋白。淀粉样物质对刚果红有选择性的亲和力，因此容易着色。刚果红是一种分子为长线状况的偶氮染料，它以胺基和淀粉样物质的羟基结合，平行地附着在淀粉样物质的纤维上而显红色。刚果红染色在偏振光显微镜下观察，在暗背景下淀粉样蛋白呈苹果绿色双折射光。但刚果红具有淀粉样变性染色阳性的共同特性起源异质性，故

非 β - 淀粉样蛋白多肽沉积形成的淀粉样物质也显示阳性，因此对老年斑的显色判定带来干扰。改良的刚果红甲醇法对淀粉样物质呈粉红色至玫瑰红色，细胞核呈蓝色。

1. 染色方法

（1）主要成分　甲醇刚果红染液，碱性酒精分化液，苏木素。

（2）样本要求　组织切片充分固定和脱蜡。

2. 检验方法

（1）石蜡切片常规脱蜡至水。

（2）用甲醇刚果红染液染 10～20min。

（3）直接用碱性酒精分化液分化数秒。

（4）水洗 5min。

（5）苏木素染细胞核 2min，水洗 5min。

（6）常规脱水透明，中性树胶封固。

3. 检验结果

淀粉样物质、红细胞、弹力纤维染红色，细胞核呈蓝色，背景淡粉色（图 3 - 3、图 3 - 4）。

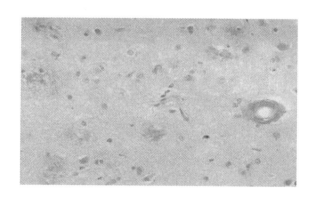

图 3 - 3　老年斑刚果红染色（刚果红染色显示淀粉样核心）

4. 注意事项

（1）淀粉与弹力纤维都着染刚果红颜色，二者在形态上有所不同，应注意区别。

（2）用碱性酒精分化时要掌握恰当，若分化不足，胶原纤维也可着色，分化过度时淀粉样蛋白也可脱色。

（3）淀粉样物质未染色的蜡片，再存放 1 年后，将逐渐减弱与刚果红结合的能力。

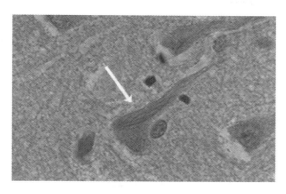

图 3 - 4　神经纤维缠结刚果红染色（神经元纤维缠结在细胞质
出现粉红色的细长丝，由细胞骨架中间丝组成）

（二）银浸染色法

银浸染色法的基本原理是把甲醛固定后的石蜡切片浸于银溶液中，再用还原液处理，使银颗粒沉积于老年斑及神经纤维上，并呈现为黑色。六次甲基四胺银法能较好地识别淀粉蛋白斑，同时可以检测一些缠结，但不敏感。染色组织在显微镜下显示：淀粉蛋白斑为黑色，神经纤维缠结（罕见）为黑色，而组织背景为棕色。改良的 Bielschowsky 银染色法同时可以用于淀粉蛋白斑（老年斑）和缠结的显色。该方法衍生于 Gros - Schulze's 修改的 Bielschowsky 方法，并由美国纽约蒙特弗洛尔医学中心神经病理学实验室 Glenna Smith 完善，在淀粉蛋白斑和缠结的敏感性之间进行了适当的折中。作为一种淀粉蛋白斑染色方法，用于阿尔茨海默病诊断（图 3 -5、图 3 -6）。

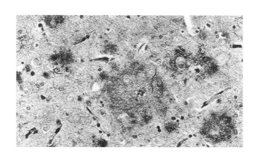

图 3 - 5　老年斑银染色
（银染色阿尔茨海默病显示老年斑，多位于大脑皮质和海马）

（三）甲基紫法

1. 检验方法

（1）切片脱蜡至水。

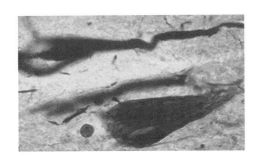

图 3 – 6　神经纤维缠结银染色
（银染色可以很好地显示阿尔茨海默病神经元纤维缠结）

（2）1%甲基紫染色5min。

（3）自来水洗。

（4）1%醋酸水溶液分化，直至呈现粉红色或红色，细胞核呈蓝色。

（5）自来水洗，甩去多余的水分。

（6）用Apathy糖胶或阿拉伯胶封固。

2. 结果

淀粉样物为粉红色至玫瑰红色。其余组织呈蓝紫色。

3. 注意事项

（1）这是一种异色反应的方法，所谓异色反应即使用一种颜色的染液，最后形成的结果却为另外一种颜色，故称为异色反应。

（2）该法的切片不能用酒精脱水，因酒精可将着染的颜色全部褪掉，也不宜用甘油明胶封固。

（3）所用的甲基紫，也可用结晶紫代替效果基本一样。

（4）由于切片是带水封固，因此不能做长期保存，如要摄影，应从速进行为好。

（四）其他染色法

硫代黄素T显示淀粉样蛋白在荧光显微镜下观察呈明亮黄绿色荧光。硫代黄素T属噻唑类染料，具有荧光色性，借助紫外线照射而显色，对早期、小颗粒状无定型淀粉样蛋白有较强敏感性和特异性。硫代黄素T染色操作简便，着色均匀，不存在染色过深或过浅的问题，也不需要进行分化处理，易于观察鉴别。

此外，2004年由美国匹兹堡大学Klunk等首次报道的正电子放射断层造影术示踪剂匹兹堡化合物B（PIB）被用于检测活体病人体内的β – 淀粉样蛋白。匹兹堡化合物B是一种用于正电子发射断层扫描的新型显影药物，这种化合物首次用于检测早老性痴呆的早期病变。该化合物还有助于判断临床治疗是否抑制了或者终止了疾病的进展。当它注入人体后可进入脑部，并直接附着在非正常折叠的蛋白质上，同时这种染剂具有辐射能力，可以在正电子摄影术中呈现出来。在没有淀粉样病变的患者，该化合物在 30～60min 内就被血流冲洗排出大脑；而在有淀粉样病变的患者，匹兹堡化合物 B 停留时间较长，在进行正电子发射断层扫描时产生强烈对比，病变很容易就能够被发现。匹兹堡化合物 B 对人体没有毒性，当注入人体 2h 后就会自动分解并从体内排出。由于其能够特异性地检出阿尔茨海默病的特征性病理学改变，因此为阿尔茨海默病的早期诊断、早期治疗乃至疗效评价提供了潜在的可能性。

五、β－淀粉样蛋白形态学研究方法

（一）透射电子显微镜

透射电子显微镜（TEM），简称透射电镜，是把经加速和聚集的电子束投射到非常薄的样品上，电子与样品中的原子碰撞而改变方向，从而产生立体角散射。散射角的大小与样品的密度、厚度相关，因此可以形成明暗不同的影像，影像将在放大、聚焦后在成像器件（如胶片、电荷耦合元件等）上显示出来。放大倍数较低的时候，透射电子显微镜成像的对比度主要是由于材料不同的厚度和成分造成对电子的吸收不同而造成的。而当放大率倍数较高的时候，复杂的波动作用会造成成像的亮度的不同，因此需要专业知识来对所得到的像进行分析。通过使用透射电子显微镜不同的模式，可以通过物质的化学特性、晶体方向、电子结构、样品造成的电子相移以及通常的对电子吸收对样品成像。

一般来说，透射电子显微镜包含有三级透镜。这些透镜包括聚焦透镜、物镜和投影透镜。聚焦透镜用于将最初的电子束成型，物镜用于将穿过样品的电子束聚焦，使其穿过样品（在扫描透射电子显微镜的扫描模式中，样品上方也有物镜，使得射入的电子束聚焦）。投影透镜用于将电子束投射在荧光屏上或者其他显示设备。

1. 组成结构

（1）真空系统　真空系统有两方面作用：一方面可以在阴极和地之间加以很高的电压，而不会将空气击穿产生电弧；另一方面可以将电子和空气原子的撞击频率减小到可以忽略的量级。标准的透射电子显微镜需要将电子的通路抽成气压很低的真空，通常需要达到 10^{-4} Pa。由于透射电子显微镜的元件如样品夹具和胶卷盒需要经常插入电子束通路，或者需要更换，因此系统需要能够重新抽成真空。因此，透射电子显微镜不能采用永久密封的方法来保持真空，而是需要装备多个抽气系统以及气闸。如果透射电子显微镜的真空度达不到所需要的量级，会引起若干的问题，如进入透射电子显微镜的气体会通过一种成为电子束致沉淀的过程沉淀于待观察的样品上，或者在更严重的情况下会导致阴极损伤。

（2）样品台　透射电子显微镜样品台的设计包括气闸以允许将样品夹具插入真空中而尽量不影响显微镜其他区域的气压。样品夹具适合夹持标准大小的网格，而样品则放置在网格之上，或者直接夹持能够自我支撑的样品。标准的透射电子显微镜网格是一个直径3.0mm的环形（图3-7），其厚度和网格大小只有几微米到100μm。样品放置在内部的网格区域，其直径约为2.5mm。通常的网格材料使用铜、钼、金或者铂制成，把网格放置在与样品台配套的样品夹具上。对电子透明的样品的厚度约100nm，但是这个厚度与加速电子的电压相关。

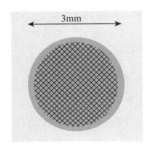

图3-7　样品支撑网

一旦插入透射电子显微镜，经常需要对样品进行操作以使电子束照射在感兴趣的部分上，透射电子显微镜的样品台需要能够使样品在 XY 平面平移，在 Z 方向调节高度，而且通常至少可以在某一方向上对样品进行旋转。因此透射电子显微镜的样品台必须对样品提供 4 个运动的自由度。更现代的透射电子显微镜可以为样品提供了两个方向正交的旋转自由度，这种夹具设计称为双倾斜样品夹具。由于透射电子显微镜的放大倍数很高，样品台必须高度稳定，不会发生力学漂移。现代的透射电子显微镜样品台采用电子样品台的设计，通过步进电机来移动平台，使操作者可以利用计算机输入设备来移动样品台，如操纵杆或轨迹球。

透射电子显微镜的样品台主要有两个设计：侧入式和顶入式。通常使用的夹具是侧入式的，样品放置在一个较长的金属杆的尖端，沿着金属杆是一些聚合物真空环，以保证在将样品插入透射电子显微镜的时候拥有足够的真空气密性。样品台需要配合金属杆设计，而样品根据透射电子显微镜物镜的设计或者放在物镜之间或者放在物镜附近。当插入样品台的时候，侧入式夹具的尖端伸入透射电子显微镜的真空腔中，而其末端处在空气中，真空环形成了气闸。侧入式的透射电子显微镜夹具的插入过程包括将样品旋转以打开一个微开关，使得样品在插入透射电子显微镜之前就开始对气闸进行抽真空操作。

（3）电子枪　电子枪由若干基本元件组成：灯丝，偏置电路，韦乃特阴极，阳极。通过将灯丝和负电压电源相连，电子可以通过电子枪泵往阳极，并射入透射电子显微镜的真空腔，从而完成整个回路。

（4）电子透镜　电子透镜对电子束的作用类似于光学透镜对光线的作用，它可以将平行的电子束聚集在固定的焦点。透射电子显微镜中使用的电子透镜大多数都使用了电磁线圈以产生凸透镜的作用。这些透镜产生的场必须是径向对称的，否则，电子透镜将会产生散光等失真现象，同时会使球面像差与色差恶化。电子透镜的主要元件包括外壳、磁线圈、磁极、极靴以及外部控制电路组成。极靴必须制造得非常对称，这样可以提供形成透镜磁场的合适的边界条件。制造极靴的过程中的误差会严重影响磁场的对称性，从而导致透镜在物平面重建像的失真。透镜的空隙大小、极靴内径以及尖端尺度，还有透镜的整体设计经常通过磁场有限元分析来完成，同时还需要考虑到设计的散热和电气限制。产生透镜磁场的线圈位于透镜的外壳之内。这些线圈中的电流可以变化，然而经常使用很高的电压，因此需要很强的绝缘能力，以防止透镜元件之间发生短路。

（5）光圈孔径　光圈是环形的金属圆盘，距离光轴超过一定距离的电子将无法通过光圈。这个元件包含的小圆盘厚度足以阻止电子穿过，而中央的电子则可以从空洞穿过。允许中央的电子通过这一性质在透射电子显微镜中可以同时产生两种效应：首先，光圈使得电子束的强度减弱，对于某些对电子束强度敏感的样品就需要使用光圈；其次，光圈可以去掉散射角过大的电子，从而可以削弱球面像差和色差，以及由于电子和样品发生作用的衍射等不希望出现的现象。光圈可能是大小固定的，或者大小可变。他们可以插入电子束通路或者取出，或者在垂直于电子束通路的平面中移动。光圈系统通常需要配合测微计来移动光圈。

2. 电镜样品制备——负染色

负染色也称阴性反差染色。这种染色法是用重金属盐类溶液与样品混合而使样品呈现出良好的反差。经这种方法染色的生物样品，在电镜下是暗背景下的亮物像，与通常的染色性质相反，所以称之为负染色。

早在 20 世纪 50 年代，Hall 和 Huxley 等即已应用这种方法研究生物大分子。它不仅是研究病毒结构的好方法，而且已广泛用于研究蛋白质结构。负染色的主要特点是反差强，分辨率高，操作简便易行，不需特殊设备，且可在较短时间内得出结果。负染色使用的染液有磷钨酸、磷钼酸、硅钨酸和醋酸铀等，最常用的染色方法为悬滴法。

用毛细管吸取少量 β-淀粉样蛋白或其他样品，直接滴在有碳支持膜的铜网上，悬液在支持网上呈半球形。数分钟后，用一片干净滤纸从网边吸去液体。稍干后用另一毛细管吸 1 滴染液滴在铜网上染色数十秒至1min。用滤纸吸去染液，立即进行电镜观察或置干燥器内短期保存。

染色注意事项：①样品浓度需事先摸索，太稀和太浓都不易观察；②染液的浓度与染色时间应视样品的不同而异。大而疏松的样品，浓度应低些，染色时间短些；小而致密的样品，染液浓度应适当高些，染色时间长些；③支持膜上喷碳后呈疏水性，需要时可在悬液内加数滴 0.005% ~ 0.05% 牛血清白蛋白或 0.4% 蔗糖等扩散剂，使被检材料和染液均匀地散布在网上；④不同的染液可能会选择性地显示样品的不同结构，所以对每一样品应使用几种染液试验，选择最好的染液使用；⑤染色后要及时观察或干燥保存；⑥观察时要先用较暗的光斑照射 1 ~ 2min，再逐渐用强光照射，避免出现支持膜破裂或收缩等现象；⑦制备每个样品后，要将夹过铜网的镊子通过火焰或其他方法彻底清洁，防止被检材料相混。

（二）原子力显微镜

原子力显微镜（AFM）的发展是近年来表面成像技术中最重要的进展之一，其原理是将探针装在弹性微悬臂的一端，微悬臂的另一端固定，使针尖趋近样品表面并与表面轻轻接触（图 3 - 8）。由于针尖尖端原子与样品表面原子之间存在着微弱的排斥力，当针尖进行扫描时，微悬臂的轻微变形就可以作为探针和样品间排斥力的直接量度。一束激光经微悬臂的背面反射到光电检测器，可以精确测量微悬臂的微小变形，这样就实现了通过检测样品与探针之间的原子排斥力来反映样品表面形貌和其他表面结构。

与传统的电子显微镜，特别是扫描电子显微镜相比，原子力显微镜具有非常高的横向分辨率和纵向分辨率。横向分辨率可达到 0.1 ~ 0.2nm，纵向分辨

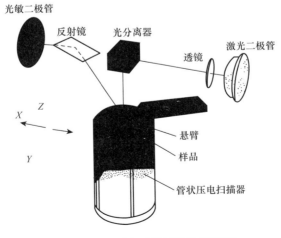

图 3 - 8　原子力显微镜结构原理图

率高达 $0.01nm$，这是其他任何显微镜都难以达到的。其次，原子力显微镜具有很宽的工作范围，可以在诸如真空、大气、高温、常温、低温以及液体环境下成像。根据需要，原子力显微镜也可在水、各种缓冲液、丙醇、丁醇等液体环境中成像。这对观察研究细胞、微生物、生物大分子等的动态生理活动过程具有非常大的实用意义。

原子力显微镜所观察的标本不需要包埋、覆盖、染色，可以避免电子显微镜所必须做的一系列处理。各种生物样本可以在大气条件或溶液环境中进行成像，研究过程对样品原始形态的影响很小。在空气或真空条件下观察时，可将纯化的样品直接滴加到成像载体上，吸附一定时间后可用滤纸吸干、自然晾干或氮气吹干的方法去掉多余的水分，再进行观察。在液体环境中观察时，只需要将样品放入专用的液体池中，并尽量使之不发生移动即可。

原子力显微镜的工作模式有多种，都可以得到与表面形貌有关的信息，经过计算机采集、处理，最后成像。恒力成像模式是通过反馈线圈调节探针与样品表面的距离来保持微悬臂的偏转程度恒定，通常是采用改变探针高度来控制探针与样品表面的距离。这种模式得到的样品高度值比较准确，常用于物质表面分析。另一种成像模式是恒高模式，扫描过程中保持样品高度不变，直接测量微悬臂的偏转情况来得到图像。这种模式对样品高度的变化更敏感，同时可实现对样品的快速扫描。但是，对于起伏较大的样品不太适合，通常只在表面平整的样品测试中采取这种模式。

以上两种模式都属于接触成像模式。其特点是扫描过程中探针一直与样本紧密接触，因此操作力和探针与样本之间的作用力可能会导致细微样品的漂移，同时对较柔软的样本表面可能造成一定的损伤。因此发展出另一种成像技术——动态模式或者称为轻敲模式。在用 AFM 观察柔软、粘连、易碎的样品时，动态模式的出现是一个关键性进步。它解决了有关磨擦力、粘连、静电力的问题，克服了其他困扰传统原子力显微镜扫描方式的困难。现已证明在对多种样品，尤其是对生物大分子（如蛋白质、DNA、多糖等）进行高分辨成像是极为成功的。动态模式采用高频振动探针（通常是 $50 \sim 500ld - Iz$）来扫描样品，数字反馈回路通过调节样本的上下移动来控制探针与样品表面的距离，从而保持振动频率恒定，通过记录样品的上下移动情况来获取图像。由于探针的高频振动使得探针与样品之间的每次接触时间很短，消除了扫描过程中探针对样品横向剪切力的积累，防止了针尖与样品表面的粘连和扫描过程中对样品造成的漂移和损坏。在应用过程中，可根据样品的特点对接触模式与动态模式进行选择。接触模式在大范围扫描时，稳定性好，成像不易受灰尘颗粒或样品表面高低起伏的影响；而动态模式在小范围扫描分辨率较高，但在标本表面有灰尘或高低起伏较大时成像质量有影响。

在生物大分子结构研究中最常用、最适合的基底材料是新鲜解离的云母片，这是因为云母片表面非常平整且容易处理。新鲜解离的云母片表面通常带有负电荷，这严重影响了同样带负电荷的 DNA 分子的固定。因此，对载体材料表面进行修饰对于生物大分子的研究尤为重要。

可将 $10\mu L$ 适当浓度的 β – 淀粉样蛋白滴到新鲜剥离的云母片表面上，室温静置 5min 后用去离子水冲洗去除盐溶液等，以氮气吹干后用原子力显微镜在室温下观察。使用氮化硅高频振动探针（微悬臂针尖曲率半径为 10nm，悬臂弹力常数约为 2.8N/m），采用轻敲模式和相位成像技术扫描，扫描频率为 0.5～2.0Hz，用原子力显微镜自带的图像处理软件对图像进行分析。

参考文献

［1］ Stine W B Jr, Dahlgren K N, Krafft G A, et al. *In vitro* characterization of conditions for amyloid – beta peptide oligomerization and fibrillogenesis. Journal of Biological Chemistry, 2003, 278 （13）: 11612 – 11622.

［2］ 王镜岩，朱圣庚，徐长法. 生物化学. 3 版. 北京：高等教育出版社，2007.

［3］ Kawasaki T, Onodera K, Kamijo S. Identification of novel short peptide inhibitors of soluble 37/48 kDa oligomers of amyloid beta42. Biosci Biotechnol Biochem, 2011, 75: 1496 – 1501.

［4］ Perczel A, Park K, Fasman G D. Analysis of the circular dichroism spectrum of proteins using the convex constraint algorithm: a practical guide. Anal Biochem, 1992, 203: 83 – 93.

［5］ Sreerama N, Venyaminov S Y, Woody R W. Estimation of protein secondary structure from circular dichroism spectra: inclusion of denatured proteins with native proteins in the analysis. Anal Biochem, 2000, 287: 243 – 251.

［6］ 南明，周海梦. 生物物理学. 北京：高等教育出版社，2000.

［7］ Brahms S, Brahm J. Determination of protein secondary structure in solution by vacuum ultraviolet circular dichroism. J Mol Biol, 1980, 138: 149 – 178.

［8］ YoshiikeY, Tanemura K, Murayama O, et al. New insights on how metals disrupt amyloid β – aggregation and their effects on amyloid – β cytotoxicity. J Biol Chem, 2001, 276: 32293 – 32299.

［9］ Klunk W E, Engler H, Nordberg A, et al. Imaging brain amyloid in Alzheimer's disease with Pittsburgh Compound – B. Annals of Neurology, 2004, 55 （3）: 306 – 319.

第四章 β – 淀粉样蛋白毒性研究方法

阿尔茨海默病是一种与智能衰退为主要临床特征的神经退行性疾病，学习与记忆能力异常降低是阿尔茨海默病患者的日常行为表现。阿尔茨海默病患者由发病至死亡平均病程 8～10 年。在阿尔茨海默病发病早期，主要表现为记忆力减退，尤其以近记忆力障碍为主；在发病中期，有明显的认知功能障碍，近事遗忘尤为显著，远期记忆也明显受累，并出现抽象思维能力丧失；在发病晚期，形成重度痴呆，大脑所有功能可完全被损，记忆行为、逻辑思维、语言表达和运动协调逐步丧失。由于阿尔茨海默病病程时间长，临床上监测阿尔茨海默病患者的日常行为比较困难。

β – 淀粉样蛋白分子被认为是引发阿尔茨海默病病变的关键分子，β – 淀粉样蛋白级联假说是目前广泛被接受的阿尔茨海默病发病机制之一。阿尔茨海默病患者主要的病理学特征之一是产生老年斑，老年斑的主要成分是含 39～42 个氨基酸残基的 β – 淀粉样蛋白，β – 淀粉样蛋白是由该蛋白前体（淀粉样蛋白前体）降解所产生。β – 淀粉样蛋白的正常生理作用还有待更深入的研究，有一种观点认为，在正常生理状态下，大脑 β – 淀粉样蛋白仅有极少量的表达，低浓度的 β – 淀粉样蛋白对未分化、不成熟的神经元有营养作用；而在神经退行性阿尔茨海默病大脑中 β – 淀粉样蛋白异常表达，高浓度的 β – 淀粉样蛋白对已分化的、成熟的神经元有毒性作用。β – 淀粉样蛋白的神经毒性涉及复杂的分子机制，主要包括炎症反应：聚集的 β – 淀粉样蛋白引发小胶质细胞的吞噬行为，并释放炎症因子，引发炎症反应；氧化应激作用：聚集的 β – 淀粉样蛋白直接或间接引起神经元反应性活性氧增高，造成神经元氧化损伤；破坏细胞内的 Ca^{2+} 稳态平衡，诱导 Ca^{2+} 依赖蛋白磷酸激酶的活力增强，引起 Tau 蛋白过磷酸化。

金属与细胞内钙紊乱在阿尔茨海默病发病中起重要作用。研究显示，金属铁、铝、铜、锌等可改变阿尔茨海默病患者的金属代谢、氧化还原作用及促进 β – 淀粉样蛋白聚集作用。Cu^{2+} 对 β – 淀粉样蛋白的聚集表现出双向的调制作用：在微酸性 pH 下，诱导 β – 淀粉样蛋白聚集，而在中性及碱性 pH 下，则强烈抑制 β – 淀粉样蛋白聚集。体外实验显示，在生理 pH（pH 7.4）和适当的浓度比（$[Cu^{2+}]$／$[\beta$ – 淀粉样蛋白$]$ =4 附近）条件下，Cu^{2+} 对 β – 淀粉样蛋白聚集表现出强烈的抑制效应，并且能够竞争性抑制 Zn^{2+} 的诱导效应。Cu^{2+} 是具有氧化还原活性的金属离子，β – 淀粉样蛋白可以通过与 Cu^{2+} 相结合，将 Cu^{2+} 还原为 Cu^+，同时将分子氧催化形成过氧化氢，诱导了有害的活性氧的过量产生，对阿尔茨海默病脑组织显示出显著的氧化损伤。氧化应激在阿尔茨海默病发病中起重要作用，它发生在脑神经元和组织损伤之前。在阿尔茨海默病患者脑中，生物分子过氧化损害涉及范围较广泛，包括脂质过氧化作用增强、蛋白质和 DNA 氧化作用增强。目前，氧化损害的机制尚不清楚，可能与活性氧类物质、过渡金属铁铜离子等的氧化还原作用、激活环绕老年斑的胶质细胞及线粒体代谢异常等有关。另外，已明确的阿尔茨海默病致病基因（淀粉样蛋白前体、载脂蛋白 E 及衰老前素基因）在调节神经元凋亡或结合转运金属方面均与氧化应激作用有关。

Arispe 首先报道 β-淀粉样蛋白$_{1\sim40}$能在脂双层膜上形成离子通道。这些通道是电压依赖性的，对阳离子有更高的选择性，允许胞外 Ca^{2+} 通过，直接进入细胞，导致阿尔茨海默病患者脑神经细胞死亡。神经细胞内外维持着一定的离子梯度和膜电势梯度，在质膜上形成通道可使膜电势降低；而膜电势的降低能增加 Ca^{2+} 的流动，Ca^{2+} 通过 β-淀粉样蛋白形成的通道向内流动，使得细胞内钙离子（$[Ca^{2+}]i$）升高，引起 $[Ca^{2+}]i$ 超载。将神经元与钙离子荧光探针钙 Fura-2 AM 孵育一段时间后，加入 β-淀粉样蛋白$_{1\sim40}$，观察 $[Ca^{2+}]i$ 浓度变化，结果大部分神经元 $[Ca^{2+}]i$ 都有明显提高。β-淀粉样蛋白浓度越高，$[Ca^{2+}]i$ 提高越多，呈现一定的浓度依赖性。钙通道阻断剂的存在并不影响 β-淀粉样蛋白引发的 $[Ca^{2+}]i$ 升高，而 β-淀粉样蛋白抗体能显著降低 β-淀粉样蛋白引发的 $[Ca^{2+}]i$ 升高，说明 $[Ca^{2+}]i$ 的升高不是通过钙通道流入的，而是通过 β-淀粉样蛋白在膜上形成的通道进入细胞。$[Ca^{2+}]i$ 超载一方面损伤氧化磷酸化，另一方面导致钙依赖性 ATP 酶的超常活动，结果导致细胞的能量不足甚至耗竭，细胞结构和功能破坏，影响长时程突触增强效应（LTD），突触可塑性下降。更为严重的是 $[Ca^{2+}]i$ 超载反过来影响淀粉样蛋白前体的代谢，加速淀粉样蛋白前体裂解产生更多的 β-淀粉样蛋白，形成恶性循环。

此外，Tau 蛋白的磷酸化与钙的调节有关。依赖于钙-钙调节蛋白的蛋白激酶 II 在其与微管相作用的位点磷酸化 Tau 蛋白。糖原合成激酶-3 和其他激酶也参与 Tau 蛋白的磷酸化。最近的研究表明，培养神经元细胞膜的去极化可以诱导钙介导的瞬时 Tau 蛋白磷酸化，而后发生 Tau 蛋白的去磷酸化。糖原合成激酶-3 和细胞周期素依赖蛋白激酶 5 激酶介导磷酸化，而神经钙蛋白介导去磷酸化。这就清楚地显示了钙依赖性 Tau 蛋白的磷酸化调节。与衰老前素-1 基因敲除动物相比，在衰老前素-1 阿尔茨海默病转基因模型小鼠大脑内观察到糖原合成激酶-3 介导 Tau 蛋白磷酸水平升高的现象。另外，突触后兴奋性受体也与 Ca^{2+} 内流密切相关。在人脑中谷氨酸是主要的兴奋性神经递质，通过与一系列突触后兴奋性受体包括 N－甲基－D－天冬氨酸受体结合，激活 N－甲基－D－天冬氨酸受体，钙通道开放，Ca^{2+} 内流，调节兴奋性突触的传递和突触可塑性，参与学习记忆的过程。过量谷氨酸导致 N－甲基－D－天冬氨酸受体过度兴奋，大量 Ca^{2+} 内流，细胞内钙超载，导致神经细胞死亡。

展开以 β－淀粉样蛋白为中心的分子、细胞、动物及在体实验研究是目前阿尔茨海默病发病机理及药物治疗的研究手段。本章内容主要从细胞、动物水平阐述 β－淀粉样蛋白的神经毒性研究方法，从离体脑组织及在体脑部成像角度阐述阿尔茨海默病大脑病变的研究手段及方法。

一、β－淀粉样蛋白细胞毒性研究方法

（一）细胞模型

1. 原代神经元

阿尔茨海默病研究最常用的体外实验模型为大鼠胚胎大脑海马/皮层的原代神经元培养，其优点在于：①分散培养的神经细胞在体外生长成熟后，仍能保持结构和功能上的特点，且长期培养细胞之间能建立突触联系，更好地模拟神经元在体内的生长过程；②能在较长时间内直接观察活细胞的生长、分化、形态和功能变化；③易于施行外加的实验条件，更好地观察条件变更对神经元的作用，便于从细胞水平探讨某些神经疾病的发病机制。在成熟的神经元培养基内施以 β－淀粉样蛋白刺激可以建立细胞损伤模型来模拟人类阿尔茨海默病的发生过程。β－淀粉样蛋白的损伤浓度根据文献的报道，从 500nmol/L 到 10μmol/L 不等。

2. PC－12 细胞

PC－12 细胞是一个常用的神经细胞株，它来源于褐家鼠肾上腺嗜铬细胞瘤（一种交感神经系统的肿瘤），它属于多角型细胞，贴壁较松，容易成团。该细胞对神经生长因子（NGF）有可逆的神经元显形反应，被广泛用于神经系统疾病的体外研究。通常选取生长良好的 PC－12 细胞按实验需求分组，利用 β－淀粉样蛋白刺激建立细胞损伤模型。此细胞株的优点为较好地模拟了交感神经元的特点，在神经系统疾病的研究中应用广泛。

3. SH－SY5Y 细胞

SH－SY5Y 细胞来源于人神经母细胞瘤，属于半贴壁细胞，培养较容易。此细胞株近年来被广泛用于阿尔茨海默病的研究，尤其是在抗阿尔茨海默病药物的研制方面。由于该细胞为人源细胞，与其他细胞相比具有一定的优势。

（二）细胞存活率测定

1. 四甲基偶氮唑盐比色法

（1）原理　四甲基偶氮唑盐（MTT）是一种黄颜色的染料。活细胞线粒

体中琥珀酸脱氢酶能够代谢还原四甲基偶氮唑盐，同时在细胞色素 C 的作用下，生成蓝色（或蓝紫色）不溶于水的甲臜，甲臜可用二甲基亚砜、无水乙醇或异丙醇溶解，溶解后可以用酶标仪在 570nm 处进行测定其含量。在通常情况下，甲臜生成量与活细胞数成正比，因此可根据光密度值推测出活细胞的数目。由于死细胞中不含琥珀酸脱氢酶，因此加入四甲基偶氮唑盐不会有反应。

（2）操作步骤

①称取四甲基偶氮唑盐 0.5g，溶于 100mL 的磷酸缓冲液中使其质量浓度为 5mg/mL，用 0.22nm 滤膜过滤除菌，4℃避光保存。

②将贴壁率约为 80% 的细胞用吸管轻轻吹打调成细胞悬液，移至离心管 1000r/min 离心 5min，弃上清液，加入 3mL 完全培养基重复洗一遍，加入完全培养基用吸管轻轻吹打调节细胞密度约 1×10^5 个/mL，接种于 96 孔培养板，每孔 200μL，置 37℃，5% CO_2 细胞培养箱培养 24h。

③按实验方案加入不同浓度的药物处理，继续培养 24h。

④每孔加入四甲基偶氮唑盐溶液（5mg/mL）20μL，37℃继续孵育 4h，终止培养，小心吸弃孔内培养上清液，每孔加入 150μL 二甲基亚砜，振荡10min，使结晶物充分溶解。

⑤比色：选择 570nm 波长，在酶标仪上调定各孔吸收值，记录结果。

⑥结果计算：细胞存活率 =（实验组光密度值 - 空白对照组光密度值）/（对照组光密度值 - 空白对照组光密度值）×100%。

2. 细胞计数试剂盒 - 8 法

（1）原理　细胞计数试剂盒 - 8（CCK - 8）试剂中含有 WST - 8（一种钠盐），它在电子载体作用下被细胞线粒体中的细胞脱氢酶还原为具有高度水溶性的黄色甲基偶氮唑盐，生成的甲基偶氮唑盐的数量与细胞活性成正比，因此可利用这一特性直接进行细胞增殖和毒性分析。由于细胞计数试剂盒 - 8 试剂中已预先混合好进行细胞增殖和细胞毒性测试所需的成分，所以无需再用缓冲剂或培养基进行稀释。同时，细胞计数试剂盒 - 8 试剂不含任何放射性同位素和有机溶剂。因此，不需要特别的技巧，就可使每一位使用者快速地得到具有高度重现性的实验结果。

（2）操作步骤

①将贴壁率约为 80% 的细胞用吸管轻轻吹打调成细胞悬液，移至离心管 1000r/min 离心 5min，弃上清液，加入 3mL 完全培养基重复洗一遍，加入完全培养基用吸管轻轻吹打调节细胞密度约 1×10^5 个/mL，接种于 96 孔培养板，每孔 200μL，置 37℃，5% CO_2 细胞培养箱培养 24h。

②按实验方案加入不同浓度的药物处理，继续培养 24h。

③细胞计数试剂盒－8 测定细胞的活力先将细胞培养板在酶标仪上测定本底光密度值，然后将细胞计数试剂盒－8 直接加入培养基中，每孔 5μL，依实验要求而定，37℃水浴摇床上轻摇后放入细胞培养箱中，1～3h 后取出测定。测定值测定波长 480nm，参考波长 650nm。

④细胞活力（%）＝（样品组光密度值的平均值－空白组光密度值的平均值）／（对照组光密度值的平均－空白组光密度值的平均值）×100%。

3. 乳酸脱氢酶释放量检测

乳酸脱氢酶（LDH）是一种稳定的胞浆酶，存在于所有活细胞中。一旦细胞膜受损，乳酸脱氢酶即被释放到细胞外。乳酸在乳酸脱氢酶的催化作用下生成丙酮酸，丙酮酸与 2,4－二硝基苯肼在 37℃、碱性条件下相互作用生成红棕色的丙酮酸二硝基苯腙，通过比色可以求出酶活力。因此，通过检测细胞培养上清中乳酸脱氢酶的活力是一个重要的生化指标，可就此来定量检测细胞的受损程度。

（三）细胞凋亡检测

1. Hoechst33342 荧光染色法检测细胞凋亡

（1）原理　Hoechst33342 为膜通透性的荧光染料，Hoechst33342 可与细胞核 DNA（或 RNA）结合。正常细胞和凋亡细胞均可被 Hoechst 着色，但是正常细胞核的 Hoechst 着色的形态呈圆形或椭圆形，淡蓝色；而凋亡细胞的核由于浓集而呈亮蓝色，或核呈分叶，碎片状，边集。

（2）操作步骤

①按照具体的实验要求分组，将细胞以 1×10^4 个/孔密度接种于 6 孔板中，待细胞贴壁 24h 后加入不同浓度的药物处理细胞，对照组加等量培养液。置于 37℃，5% CO_2 细胞培养箱培养。

②培养 24h 后，吸弃半量培养液，加入 Hoechst33342 使其终浓度达到 10μg/mL，室温避光作用 15min 后，弃掉上清液培养液。于倒置荧光（紫外线激发）显微镜下分析观察照相。随机选择视野计数 50 个细胞，计算凋亡百分率。实验重复 3 次，每次实验中相同条件设 3 个平行孔。凋亡百分率＝凋亡细胞数/细胞总数×100%。

2. 原位缺口末端标记法检测细胞凋亡

（1）原理　细胞凋亡中染色体 DNA 的断裂是个渐进的分阶段的过程，染色体 DNA 首先在内源性的核酸水解酶的作用下降解为 50～300kb 的大片段，其中大约 30% 的染色体 DNA 在 Ca^{2+} 和 Mg^{2+} 依赖的核酸内切酶作用下，在核小体单位之间被随机切断，形成 180～200bp 核小体 DNA 多聚体。DNA 双链断裂或只要一条链上出现缺口而产生的一系列 DNA 的 3′－OH 末端可在脱氧核糖核苷酸末端转移酶（TdT）的作用下，将脱氧核糖核苷酸和荧光素、过氧化物酶、碱性磷酸化酶或生物素形成的衍生物标记到 DNA 的 3′–末端，从而可进行凋亡细胞的检测，这类方法一般称为脱氧核糖核苷酸末端转移酶介导的缺口末端标记法（TUNEL）。由于正常的或正在增殖的细胞几乎没有 DNA 的断裂，因而没有 3′–OH 形成，很少能够被染色。低分子质量的 DNA 分离后，也可使用 DNA 聚合酶进行缺口翻译，使低分子质量的 DNA 标记或染色，然后分析凋亡细胞。缺口末端标记法或缺口翻译法实际上是分子生物学与形态学相结合的研究方法，对完整的单个凋亡细胞核或凋亡小体进行原位染色，能准确地反映细胞凋亡最典型的生物化学和形态特征，可用于石蜡包埋组织切片、冰冻组织切片、培养的细胞和从组织中分离的细胞的细胞凋亡测定，并可检测出极少量的凋亡细胞，灵敏度远比一般的组织化学和生物化学测定法高，因而在细胞凋亡的研究中已被广泛采用。

（2）操作步骤

①按照具体的实验要求分组，并将不同组别的细胞爬片于多聚赖氨酸包被的载玻片上。

②载玻片浸入固定液，室温（15~25℃）固定 30min~1h（固定液：4% 多聚甲醛溶于 pH7.4 的磷酸缓冲盐溶液中，新鲜配制）。

③将固定好的载玻片用磷酸缓冲盐溶液清洗 2 遍，每次 5min。

④浸入封闭液中，室温（15~25℃）封闭 10min（封闭液：3% H_2O_2 溶于甲醇）。

⑤磷酸缓冲盐溶液漂洗后浸入通透液中，冰上（4℃）促渗 2min（通透液：0.1% TritonX–100 溶于 0.1% 柠檬酸钠，新鲜配制）。

⑥磷酸缓冲盐溶液漂洗 2 次后吸取多余液体每个样本滴加 50μL 末端转移酶反应液，加盖玻片 37℃避光湿润反应 60min（末端转移酶反应液：45μL Equilibration Buffer +1μL Biotin–11–dUTp +4μL TdT Enzyme，新鲜配制）（阴性对照片不加末端转移酶）。

⑦磷酸缓冲盐溶液漂洗 3 次，样本周围用吸水纸吸干。

⑧滴加 50μL Streptavidin–HRP 工作液，加盖玻片 37℃湿润避光反应 30min（Streptavidin–HRP 工作液：0.5μL Streptavidin–HRP +99.5μL PBS）。

⑨磷酸缓冲盐溶液漂洗 3 次，滴加 50~100μL 二氨基联苯胺工作液，室温显色反应 10min（二氨基联苯胺工作液：5μL 20×DAB +1μL 30% H_2O_2 +94μL PBS，新鲜配制）。

⑩磷酸缓冲盐溶液漂洗 3 次，苏木素常规染液复染后，漂洗脱水、二甲苯透明、树胶封片光学显微镜下观察、拍照。

3. Annexin V–碘化丙啶双染色检测凋亡细胞

（1）原理　35~36ku 的 Ca^{2+} 依赖性磷脂结合蛋白，与磷脂酰丝氨酸有高度亲和力，故可通过细胞外侧暴露的磷脂酰丝氨酸与凋亡早期细胞的胞膜结合。因此 Annexin V 被作为检测细胞早期凋亡的灵敏指标之一。将 Annexin V 进行荧光素（FITC）标记，以标记了的 Annexin V 作为荧光探针，利用流式细胞仪可检测细胞凋亡的发生。碘化丙啶（PI）是一种核酸染料，它不能透过完整的细胞膜，但对凋亡中晚期的细胞和死细胞，碘化丙啶能够透过细胞膜而使细胞核染红。因此将 Annexin V 与碘化丙啶匹配使用，就可以将处于不同凋亡时期的细胞区分开来。

（2）操作步骤

①实验分组：按照具体的实验要求进行分组，分为对照组和实验组，其中对照组包括：空白对照、Annexin V 单染组、碘化丙啶单染组；实验组均为双染。

②用磷酸缓冲盐溶液洗涤细胞 2 次（离心 1000r/min，5min）收集 $5 \times 10^5 \sim 1 \times 10^6$ 个/mL 细胞。

③用 1mL 冷的磷酸缓冲盐溶液缓冲液重悬细胞。

④重复步骤②、③两次。

⑤将细胞重悬于 200μL Binding Buffer。

⑥加 10μL，20μg/mL Annexin V - 荧光素轻轻混匀，避光室温反应 15min 或 4℃反应 30min。

⑦用 200 目筛网过滤细胞悬液。

⑧加入 300μL Binding Buffer（总反应体积 500μL）以及 5μL 碘化丙啶，在 1h 内上机检测，用流式细胞仪检测（$E_x = 488nm$，$E_m = 530nm$）细胞凋亡的情况。

⑨结果分析：在流式细胞仪的散点图上，左下象限表示为活细胞（Annexin V⁻/PI⁻），右下象限表示为早期凋亡细胞（Aimexin V⁺/PI⁻），右上象限表示为晚期凋亡细胞（Annexin V⁺/PI⁺），左上象限表示为坏死细胞（Annexin V⁻/PI⁺）。

二、阿尔茨海默病模型动物及其行为学研究

（一）阿尔茨海默病病理研究动物模型

与阿尔茨海默病致病因素密切相关的 β-淀粉样蛋白前体分子在生物进化上是很保守的蛋白，具有进化树的意义（图 4-1）。在从低等（如线虫）到高等（如灵长类动物）的真核生物体中，淀粉样蛋白前体蛋白家族同源物都存在广泛表达。淀粉样蛋白前体同源蛋白在一定程度上具有进化树的意义，动物亲缘性越相近，淀粉样蛋白前体同源物的同源性越相同，人类与黑猩猩的淀粉样蛋白前体 770 氨基酸序列只有一个氨基酸残基有差异。除了淀粉样蛋白前体

外，从低等到高等的动物体中也发现了与剪切淀粉样蛋白前体相关的α-分泌酶、β-分泌酶及γ-分泌酶。淀粉样蛋白前体及其剪切分泌酶同源物在动物体中的广泛表达为在动物模型上研究阿尔茨海默病的病理作用机制提供了基础。虽然淀粉样蛋白前体在不同物种动物体中广泛存在，但与阿尔茨海默病致病密切相关的淀粉样蛋白前体剪切多肽片段随物种的不同而有较大差异。低等动物（如线虫），没有β-淀粉样蛋白多肽类似物，但高等动物中存在β-淀粉样蛋白多肽类似物。大鼠或小鼠的β-淀粉样蛋白片段与人类β-淀粉样蛋白相差三个氨基酸残基。到目前为止，发现高等哺乳动物（如猫、猴子、黑猩猩）的β-淀粉样蛋白多肽具有相同的氨基酸残基序列。β-淀粉样蛋白多肽类似物的差异提示不同物种的动物模型适应不同的淀粉样蛋白前体及其片段生物功能的研究。

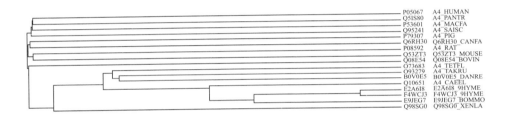

图4-1　不同物种间淀粉样蛋白前体的同源性

A4_HUMAN—人淀粉样蛋白前体蛋白，A4_PANTR—黑猩猩淀粉样蛋白前体蛋白，A4_MACFA—食蟹猴淀粉样蛋白前体蛋白，A4_SAISC—松鼠猴淀粉样蛋白前体蛋白，A4_PIG—猪淀粉样蛋白前体蛋白，Q6RH30_CANFA—狗淀粉样蛋白前体蛋白，A4_RAT—大鼠淀粉样蛋白前体蛋白，Q53ZT3_MOUSE—小鼠淀粉样蛋白前体蛋白，Q08E54_BOVIN—牛淀粉样蛋白前体蛋白，A4_TETFL—绿河豚淀粉样蛋白前体蛋白，A4_TAKRU—暗纹东方红鳍淀粉样蛋白前体蛋白，B0V0E5_DANRE—斑马鱼淀粉样蛋白前体蛋白，A4_CAEEL—线虫淀粉样蛋白前体蛋白，E2A6I8_9HYME—佛罗里达蚂蚁淀粉样蛋白前体蛋白，F4WCJ3_9HYME—巴拿马蚂蚁　淀粉样蛋白前体蛋白，E9JEG7_BOMMO—家蚕淀粉样蛋白前体蛋白，Q98SG0_XENLA—非洲爪蟾淀粉样蛋白前体蛋白

目前，以淀粉样蛋白前体/β-淀粉样蛋白为中心，根据不同的阿尔茨海默病病理及治疗实验目的与要求，可以采用从低等到高等的动物模型，而某一特定种属的阿尔茨海默病动物模型，其阿尔茨海默病病变来源主要包括自然衰老、人为损害和基因转染三大途径。

1. 秀丽隐杆线虫

秀丽隐杆线虫（C. elegans）是一种可以独立生存的线虫，长度约 1mm，生活在温度恒定的环境中。自 1965 年起，科学家 Sydney Brenner 利用线虫作为分子生物学和发育生物学研究领域的模式生物。线虫的生命周期很短，秀丽隐杆线虫在实验室中 20℃ 的情况下，平均寿命为 2~3 周，而发育时间只需几天，这使得不间断的观察并追踪细胞的演变成为可能。秀丽隐杆线虫的基因体序列大约仅有 1 亿个碱基对，内含 19000 个以上的基因。C. elegans 是有最简单的神经系统的生物之一。在雌雄同体 C. elegans 中，302 个神经元连接形成神经系统。C. elegans APL-1 基因为淀粉样蛋白前体家族蛋白同源相关基因，APL-1 蛋白与淀粉样蛋白前体蛋白具有超过 60% 的同源性。另外，秀丽隐杆线虫中也发现了具有 β-分泌酶和 γ-分泌酶活性的蛋白酶 Asp3/Asp4 及 Sel-12/Hop-1/SPE-4。但 APL-1 氨基酸残基序列中不含 β-淀粉样蛋白类似的多肽片段。因此，非转基因的秀丽隐杆线虫比较多的应用于 APL-1 N-端或 C-端片段的生理功能研究。转染人淀粉样蛋白前体基因的秀丽隐杆线虫能够分泌 β-淀粉样蛋白多肽，可以作为 β-淀粉样蛋白分泌调控比较好的实验动物模型。

2. 黑腹果蝇

黑腹果蝇（*Drosophila melanogaster*）是一种原产于热带或亚热带的蝇种。20 世纪以来，果蝇属动物在遗传学研究上扮演着重要的角色。最早可追溯到 1901 年，Castle 成功地将黄果蝇培养在实验室中。经过 1 个多世纪的研究，我们对果蝇的遗传背景，生活习性及生命周期十分清楚。黑腹果蝇具有易于培养和繁殖快、染色质组小、器官复杂、内分泌系统完整等特点，这为我们研究衰老遗传学和衰老机制提供良好的动物模型。果蝇神经系统表达淀粉样蛋白前体样蛋白同源物淀粉样蛋白前体 L，但淀粉样蛋白前体 L 中不含 β-淀粉样蛋白类似氨基酸残基区域。无论是胚胎发育过程中的幼虫还是成年的果蝇，其神经系统内均有淀粉样蛋白前体 L 的表达。研究发现淀粉样蛋白前体 L 首先以 145ku 的膜蛋白形式存在，而后很快第被剪切成 130ku 的可溶性 N-端片段。淀粉样蛋白前体 L 突变或缺失对果蝇可能不是致命的，但对果蝇的行为能力会造成损伤。果蝇体内同样含有 β-分泌酶及 γ-分泌酶活力的蛋白酶，因为转染人淀粉样蛋白前体的果蝇体内能观察到 β-淀粉样蛋白多肽的存在。因此果蝇是比较理想的观察淀粉样蛋白前体代谢及生理功能或观察 β-淀粉样蛋白神经毒性的动物模型。

3. 啮齿动物

啮齿动物是小型哺乳动物，其体型较小，繁殖快，适应力强。细胞核 DNA 资料表明啮齿动物是灵长动物的旁系群。大鼠及小鼠是实验室广泛采用的研究阿尔茨海默病发生分子机制的动物模型。研究表明，大鼠淀粉样蛋白前体与人类有 97% 的同源性（有 23 个差异氨基酸残基），小鼠淀粉样蛋白前体与人类有 96% 的同源性（有 30 个差异氨基酸残基）。但大鼠或小鼠淀粉样蛋白前体中 β-淀粉样蛋白片段区域与人 β-淀粉样蛋白存在 3 个氨基酸残基差异，即氨基酸残基位点 676（鼠 G：人 R），681（鼠 F：人 Y）和 684（鼠 R：人 H）。最近研究发现，β – 淀粉样蛋白片段氨基酸残基的差异可能会导致其生理活性的差异，因此阿尔茨海默病研究中，通常采用认为增加大鼠或小鼠大脑中，特别是海马区，人源 β – 淀粉样蛋白多肽的含量。为实现这一目的，通常采用以下方法：①培育转染阿尔茨海默病突变型的人淀粉样蛋白前体及 γ – 分泌酶基因的大鼠或小鼠；②大鼠或小鼠大脑定位注射人源 β – 淀粉样蛋白。另外，啮齿动物具有复杂的中枢神经系统，能进行高级皮层活动；通过训练，啮齿动物能够完成初级的与学习和记忆相关的任务。

4. 非人灵长类动物

非人灵长类动物（NHP）在亲缘关系上和人最接近，与人类的遗传物质有 75%～98.5% 的同源性，淀粉样蛋白前体中 β – 淀粉样蛋白区域的氨基酸残基序列与人类完全相同；在组织结构、免疫、生理和代谢等方面与人类高度近似，是极其珍贵的实验动物；因此，非人灵长类动物模型较啮齿类能更好地复制了阿尔茨海默病的病变。另外，更重要的是，通过训练非人灵长类动物可以完成高级的与学习和记忆有关的任务，非人灵长类动物能用于认知能力、情绪行为高级智力活动能力评价，这也是啮齿类动物无法替代的。通常可以用来做阿尔茨海默病模型的非人灵长类动物有恒河猴、松鼠猴、小猿、短尾猿、狒狒、猩猩、黑猩猩和狐猴等。其中恒河猴最为常见。恒河猴与阿尔茨海默病有关的病变包括认知功能障碍、神经元丢失和变性、血管淀粉样蛋白和老年斑沉积等，这些病理表现是确诊阿尔茨海默病的重要依据。其他非人灵长类也观察到了脑实质的淀粉样蛋白沉积。β – 淀粉肽的沉积方式在不同非人灵长类动物间差异非常大。恒河猴和大猩猩等类似，主要以脑实质形成老年斑为主，而松鼠猴主要形成血管淀粉样蛋白。但由于灵长类动物较长的生殖和生育周期，使灵长类转基因动物模型的建立较为困难。目前国际鲜有人类疾病的转基因猴报道。

（二）大鼠应用于阿尔茨海默病的发病机理研究

大鼠寿命一般为 2.5～3 年，行为表现多样，情绪反应敏感，具有一定的变化特征，常用以研究各种行为和高级神经活动的表现，因此，大鼠是比较理想的研究阿尔茨海默病对学习与记忆能力损伤的动物模型。

1. 自然衰老大鼠模型

衰老无疑是阿尔茨海默病的危险因素。随着年龄的增长，阿尔茨海默病患病率呈增长趋势。形态学观察可见，自然衰老大鼠出现包括隔区、斜角带核及 Meynert 基底核的基底前脑萎缩，同时伴随感觉、运动、学习记忆等多种功能的下降，这些都是自然衰老阿尔茨海默病模型的基础。自然衰老认知障碍动物模型神经系统的改变是自然发生的，较其他致损伤模型更为接近阿尔茨海默病的真实病理性改变。但是正常衰老大鼠只是部分模拟了阿尔茨海默病病理性改变，正常衰老大鼠极少形成淀粉样蛋白沉积及神经纤维缠结；另外，老年大鼠健康状况较差，不易得到，在一定程度上制约了该模型的研究进展。

2. β-淀粉样蛋白海马注射致损伤大鼠模型

基于β-淀粉样蛋白假说途径，人们开发了β-淀粉样蛋白致海马损伤的大鼠阿尔茨海默病动物模型。向大鼠大脑海马定向注射或向大鼠大脑侧脑室内注射β-淀粉样蛋白，造成人源β-淀粉样蛋白在大鼠海马区内沉积，诱导大鼠海马神经元类似阿尔茨海默病样的病理改变。有研究证实单次单侧注射β-淀粉样蛋白后2d内，大鼠表现出记忆获得和再现的损伤作用，大鼠主动和被动回避性反射及空间分辨力降低，并可持续至少30d，并且注射类似β-淀粉样蛋白的杂肽不能引起记忆损害，这说明人源β-淀粉样蛋白会引起大鼠记忆的损伤；病理学染色观察显示，注射区内局部呈阳性并可持续存在60d，提示β-淀粉样蛋白$_{40}$致大鼠神经元损伤具有较长期的稳定性，导致注射点周围神经元胆碱能神经末梢变异和大脑皮质神经元退行性改变及凋亡，大量星形胶质细胞和小胶质细胞的活化。β-淀粉样蛋白海马注射致损伤大鼠模型在一定程度上体现了阿尔茨海默病的认知功能障碍和某些病理改变。但是该模型是一种急性单因素模型，而阿尔茨海默病是一个慢性脑老化过程，不符合阿尔茨海默病慢性起病的特点，且该模型不能复制出老年斑和神经元纤维缠结。另外，借助外力导入β-淀粉样蛋白时，会造成大鼠大脑的局部机械损伤。

3. 转基因大鼠模型

利用分子遗传学和胚胎学技术理论，将与人源分泌相关的淀粉样蛋白前体、PSEN等基因整合入大鼠的基因组中，使大鼠稳定地分泌人源β-淀粉样蛋白并在大鼠脑内沉积。该大鼠模型能够在分子水平上反映老年性痴呆的病理生理状况，使其脑内产生老年斑和神经元纤维缠结等阿尔茨海默病样的典型病理特征，是目前阿尔茨海默病药物临床前研究推荐的模型。转基因大鼠模型的最大优点是模拟了阿尔茨海默病的神经病学特征，包括胞外β-淀粉样蛋白沉淀、老年斑、突触丢失、神经胶质增生等。但目前也存在了一些问题，比如转基因动物模型实验周期长、外源性基因表达不稳定、繁殖能力低、抗病能力差、成本昂贵、国内难以获得等缺点。

（三）阿尔茨海默病模型大鼠的学习与记忆行为学研究

1. Morris 水迷宫

Morris 水迷宫装置是英国心理学家 Morris 于20世纪80年代初设计并应用于大脑学习记忆机制研究的一种实验手段。Morris 水迷宫系统包括一个盛有水的圆形水池、隐藏在水面下的平台以及一套图像。自动采集和处理系统：摄像机、录像机、显示器和分析软件等。试验中，在水池内设两条虚拟垂直线，将水池均分为 4 个象限，分别称为 NE、SE、SW、NW 象限，并分别在水池壁上各象限中央处标有 4 个入水点，在 SW 象限正中距离池壁 30cm 处放一个直径 10cm、高 15cm 的圆形黑色平台，平台平面低于水平面 1.5cm，如图 4 - 2 所示。

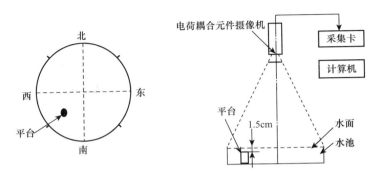

图 4 - 2　水迷宫各象限及平台位置

　　利用迷宫试验测试大鼠的定位航行试验、空间搜索试验。经典的 Morris 水迷宫测试程序包括定位航行试验和空间探索试验。

　　（1）定位航行试验　检测大鼠对平台位置的学习能力，将大鼠面向池壁分别从 4 个入水点放入水中若干次，记录其寻找到隐藏在水面下平台的时间（逃避潜伏期）。

　　（2）空间探索试验　考察大鼠对平台位置的记忆能力，在定位航行试验后去除平台，任选一个入水点将大鼠放入水池中，记录其在一定时间内大鼠的游泳轨迹，考察其对原来平台的记忆能力。

　　2. 穿梭箱

　　穿梭箱主要用于测试大鼠学习记忆条件反射（主动及被动回避）的能力。此模型是由两个外形基本相同的含金属箱子组成，箱子之间有门连通，供实验动物通过穿梭箱。以光或声、电击为联合刺激信号（以灯光为条件刺激，电击为非条件刺激），可以进行各种大鼠趋避实验，从而研究实验动物的学习记忆能力。一般动物所在一侧穿梭箱给出一定时间的光刺激信号，而后在给一定时间和强度的足底电击电流。实验时，先将动物放入箱内暗适应 5～10min，使其熟悉环境。训练时，开始时给予持续灯光刺激 5～30s，如大鼠不逃至另一端（穿梭），则给予电击（箱底通电流 3～5mA、频率 15～50Hz 的电刺激），使动物逃至箱底不通电的另一端，此时电击停止，否则持续受电击 5～15s。在灯光刺激后给电流以前穿越箱体的回避为主动回避（AAR）（Ⅰ），给出电击电流后才能完成穿梭的回避反应称为被动回避（PAR）（Ⅱ），电击电流完成后还没有完成穿梭回避过程的为无回避行为（Ⅲ）。学习记忆能力由强到弱依次为Ⅰ＞Ⅱ＞Ⅲ。

三、阿尔茨海默病病样大脑病变观察

阿尔茨海默病病变的大脑特征主要表现为与负责记忆相关的脑区出现老年斑、神经纤维缠结、神经元丢失进而引起脑萎缩。图4-3显示阿尔茨海默病患者脑萎缩、神经元老年斑及神经元纤维缠结情况。

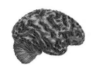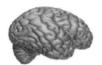

患有阿尔茨海默病的大脑　　　　　　正常的大脑

(1)大脑萎缩

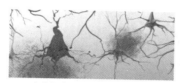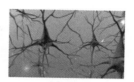

患有阿尔茨海默病的细胞　　　　　　正常的细胞

(2)神经元变性

图4-3　阿尔茨海默病大脑萎缩及神经元变性示意图

阿尔茨海默病的病理现象主要是发生多种认知功能缺陷，由于阿尔茨海默病是大脑神经退行性病变，并且这一病变过程是很缓慢的。目前还缺乏单一的阿尔茨海默病的诊断技术，特别是早期诊断技术。在阿尔茨海默病诊断中，大脑结构及生化代谢成分异常变化是重要的参考指标。

（一）电子计算机断层扫描技术

电子计算机断层扫描技术（CT）是常用的医用图像观察技术之一。X射线照射人体内，不同的组织或器官拥有不同的密度与厚度，故其对X射线产生不同程度的衰减作用，经电脑的辅助运算后，呈现为断层切面的组织或器官的灰阶影像对比分布图。CT能提供较清晰的空间分辨精确度和电子密度的信息。CT图像对密度大的组织比较敏感，在脑图像中颅骨及钙化斑成像比较清晰，但对软组织的分辨率较差。CT可以进行侧脑室颞角宽度、海马高度等指标的线性测量。

与正常年龄大脑相比，阿尔茨海默病患者的CT观察结果显示，头颅CT主要显示脑结构异常、皮质萎缩、脑室扩大；大脑灰质普遍萎缩，表现为两大脑半球脑沟增多、加深、脑裂增宽，颞叶（主要是颞中回）萎缩，表现为颞叶脑沟增多，加深，颞中回变窄，鞍上池和环池增宽，侧脑室颞角扩大；脑白质萎缩以三脑室和侧脑室体部扩大。但大量资料表明 CT 对阿尔茨海默病的诊断灵敏性和特异性较低，临床主要用于辅助评估脑萎缩程度，排除其他原因引起的痴呆，如颅内肿块、脑积水等。

1. 正电子发射断层扫描技术

正电子发射断层扫描（PET）技术是利用正电子核素标记的示踪剂进行活体显像，观测活体动物体内示踪分子的空间分布、数量及其时间变化的一种定量显像技术，PET 能够无创伤、动态、定量地从分子水平上观察生命活动变化。正电子发射核素多为原子序数小，而原子核内质、中子比例失调的元素。正电子发射核素一般为组成生命的最基本元素，因此其标记化合物不改变标记底物的生物学性质，放射性标记的药物进入生命体内后，能够聚集在特定的组织器官或参与组织细胞的代谢。另外，其半衰期短，一般在十几分钟到几小时，适合于快速动态研究。例如，^{18}F 的半衰期是 110min，^{11}C 的半衰期是 20.4min，^{64}Cu 的半衰期是 12.7h，^{124}I 的半衰期是 4.18d。

PET 成像研究中，^{18}氟 – 氟脱氧葡萄糖（^{18}F – FDG）广泛地应用于测量糖代谢相关的神经病理及大脑结构性变性研究。内侧颞叶是阿尔茨海默病最早在脑内累及的区域。与年龄匹配的对照组比较，绝大多数 PET 研究显示，阿尔茨海默病患者的全脑糖代谢降低 30% ~ 70%，通常是双侧性的，但也有报道这种颞叶内侧代谢降低为单侧性的，且左侧多于右侧；额叶联络皮质的代谢降低通常较轻，但在晚期病例则很明显。患者的感觉运动皮质、视觉皮质、基底节和小脑的代谢值与正常对照组无显著性差异。通过 PET 对脑的能量代谢进行三维测量，根据受损脑区与非受损脑区糖代谢比率的测定，可区分阿尔茨海默病和正常对照人群，并且可鉴别 85% 的其他原因引起的认知功能损害。颞顶叶、额叶和扣带回皮质后部糖代谢降低尤为明显，是阿尔茨海默病的标志，典型的皮质代谢改变不仅能鉴别阿尔茨海默病和其他神经变性疾病，而且有益于判定阿尔茨海默病的预后。在区别阿尔茨海默病与其他痴呆时，FDG – PET 的特异性较低，但在鉴别阿尔茨海默病时有 90% 的灵敏度（图 4 – 4）。

开发具有特异性的纤维态 β – 淀粉样蛋白指示剂是当前 PET 成像研究中的热点及难点。2002 年，美国匹兹堡大学的科学家 William E. Klunk 和 Chester A. Mathis 发展出了一种特殊染剂 Pittsburgh Compound B（^{11}C – PIB），^{11}C – PIB 是硫黄素 T 的类似物，具有辐射能力。当它注入人体后可进入脑部，并直接附着在含纤维态 β – 淀粉样蛋白的老年斑上，可以在正电子扫描仪器中呈现出。在阿尔茨海默病患者大脑内，PIB 主要集中在含有纤维态 β – 淀粉样蛋白的脑区。如内额叶皮层（1.94 倍）、顶叶皮层（1.71 倍）、颞叶皮层（1.52 倍）

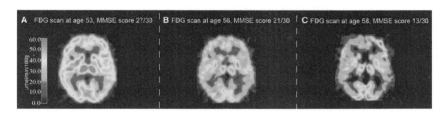

图 4 - 4　阿尔茨海默病患者大脑 ^{18}F - FDG 成像图

^{18}F - FDG PET 成像诊断的阿尔茨海默病患者脑部成像图

A—临床前期（53 岁），MMSE 测试得分为 27/30，为正常偏轻度认知损伤阶段，PET 成像
显示糖代谢损伤很轻；B—阿尔茨海默病早期（56 岁），MMSE 测试得分为 21/30，为轻度
认知损伤阶段，PET 成像显示糖代谢损伤加重；C—阿尔茨海默病中期（58 岁），MMSE
测试得分为 13/30，为中度到严重认知损伤阶段，PET 成像显示糖代低下

和枕叶皮层（1.54 倍），纹状体内 PIB 也有较高的分布（1.71 倍）。在非 β -
淀粉样蛋白沉积脑区内，如皮层下白质、脑桥和小脑，阿尔茨海默病患者与正
常年龄对照组的 PIB 的保留量没有明显差异。阿尔茨海默病患者的脑区内，
PIB 的 PET 与 ^{18}F - FDG 的呈像密度呈负相关性（图 4 -5），这也与 β - 淀粉样

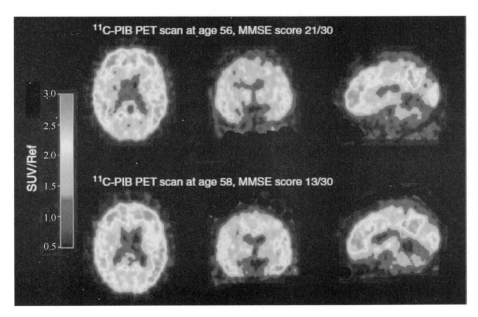

图 4 - 5　阿尔茨海默病患者大脑 ^{11}C - PIB PET 成像图

11C - PIB PET 成像诊断的阿尔茨海默病患者脑部成像图

（^{18}F - FDG 和 ^{18}C - PIB PET 资料来自同一患者，该患者 53 岁时接受阿尔茨海默病病症

^{18}F - FDG PET 检测，56 岁及 58 岁时接受 ^{18}F - FDG 和 ^{18}C - PIB PET，61 岁病故）

蛋白神经元损伤造成糖代谢能力降低的现象相吻合。研究显示，FDG－PET 研究显示内侧颞叶的代谢降低是识别轻度认知损害最特异、最灵敏的检查横向和纵向的 FDG－PET 研究均表明其可能是诊断阿尔茨海默病的一项有价值的检查手段，尤其对阿尔茨海默病早期诊断具有一定的特异性。

2. 磁共振成像及波谱技术

磁共振成像（MRI）是基于核磁共振原理（NMR），利用生物体内特定原子磁性核在磁场中表现核磁共振作用而产生信号，经空间编码、重建后而获得图像的一种技术。相对于 CT 图像来说，磁共振成像是一个能够更好地区分软组织的工具。阿尔茨海默病患者颅脑磁共振成像的主要表现为全脑性萎缩、尤以海马回萎缩、海马旁回萎缩、双顶叶进行性萎缩、脑岛叶和顶叶皮层萎缩为显著。磁共振成像定量测量可以推测阿尔茨海默病早期病理学改变、病理过程反映病理阶段、预测阿尔茨海默病进展以及检测疗效。Jack 等报道在 220 例的研究中应用磁共振成像定量测量将阿尔茨海默病从对照组中区分出来的敏感度为 82%，特异度为 80%。脑成像新技术，如皮质厚度成像、张量形态定位、海马曲面造型，可辨别阿尔茨海默病患者脑部轻微损害，并预测可能进展为阿尔茨海默病的病例。

核磁共振波谱（MRS）是利用化学位移来进行系列特定原子核定量分析的方法，主要应用于脑内神经元性代谢研究，能活体无创伤提供疾病的生化代谢信息，是阿尔茨海默病早期诊断及疗效评价的有力依据。N－乙酰天冬氨酸（NAA）被认为主要在神经元线粒体内合成，存在于神经元细胞及其轴突内，是神经/轴索密度和异型性的标志物。体外波谱研究表明，N－乙酰天冬氨酸浓度与阿尔茨海默病患者的神经元密度存在正相关关系，N－乙酰天冬氨酸水平的降低可作为判断神经元丢失和损伤的可靠指标。关于 N－乙酰天冬氨酸的生理学作用目前尚不清楚，但是，一般认为灰质内 N－乙酰天冬氨酸水平反映神经元缺失和代谢状态，白质内 N－乙酰天冬氨酸浓度的减低反映轴索的损伤。肌醇（MI）主要存在于胶质细胞中，其水平的升高被认为是胶质增生的标志。研究已发现，在阿尔茨海默病病变过程中在 N－乙酰天冬氨酸水平在海马、颞叶、额叶、枕叶及脑白质均明显降低；而在这些区域肌醇水平是升高的。这提示海马区神经元活性降低，神经元萎缩、变性、丢失和神经胶质细胞增生的程度加深而加重；阿尔茨海默病的神经元细胞变性会促发炎症反应、神经胶质增生的病理变化基本一致，诱导轴突损伤、突触丢失和细胞凋亡。但是，在其他病变如脑损伤，肌醇也可能升高，对阿尔茨海默病病变并无特异性，因此阿尔茨海默病发生肌醇增高的病理生理基础有待进一步的探讨。特定脑皮质区域排除其他因素的肌醇增加是原发性神经退行性变的一个特征。阿尔茨海默病早期，肌醇升高早于 N－乙酰天冬氨酸的下降，首先累及颞叶内侧，平均增长幅度为20％。因此早期检测 N－乙酰天冬氨酸及肌醇变化水平对阿尔茨海默病的早期发现及治疗具有一定积极的意义。

核磁共振波谱和正电子发射断层扫描技术虽然都研究代谢，但他们研究代谢的方向不同，目前尚缺乏两者对于诊断阿尔茨海默病的直接比较的研究，但核磁共振波谱和正电子发射断层扫描技术均为目前研究阿尔茨海默病的热点，都有一定的诊断特异性，两者相结合可能是一条研究阿尔茨海默病诊断的新途径。

图4－6显示正常老年大脑未见海马萎缩，轻度认知障碍海马及嗅皮质（外层）可见轻度萎缩，阿尔茨海默病患者的海马及嗅皮质（外层）明显萎缩。

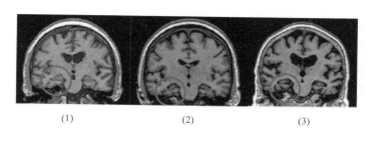

(1)　　　　　　　　(2)　　　　　　　　(3)

图4－6　海马区内嗅皮质磁共振成像

（1）75岁正常老年大脑；（2）75岁老年MCI患者大脑；（3）75岁阿尔茨海默病患者老年大脑

以上检查方法有一个共同的特点，即以计算机为基础，图像信息数字化，应用数学算法对其实施图像信息后处理，正电子发射断层扫描技术从分子水平出发，把组织病理学检查延伸为组织局部生物化学的显示，确定病变的性质及恶性的程度，预测病程并直接指导治疗，这是目前CT、磁共振成像等影像技术所不及的，但是正电子发射断层扫描技术所提供的图像是人体生理代谢的图像，在临床解剖学意义上它无法与CT、磁共振成像等影像技术比较。再有，正电子发射断层扫描技术、CT检查是放射检查，从某种意义上说，这种检查对人体健康会带来一定的不良影响，而磁共振成像的磁场强度范围内，对人体健康不致带来不良影响，所以是一种非损伤性检查，但是对于装有心脏起搏器及被检部位有金属植入的患者则不能进行磁共振成像检查。数字成像技术是一种新兴的成像技术，各种技术和方法都有其优势与不足，并非一种成像技术可以适用于人体所有器官的检查和疾病诊断，也不是一种成像技术能取代另一种成像技术，它们之间的关系相互补充和印证，是相辅相成的。当前对阿尔茨海默病的诊断研究热点集中到生化指标、神经影像学和神经电生理学等几个方面，有必要将其中两个或多个方面有机结合起来进行前瞻性研究，以实现阿尔茨海默病的早期诊断。

（二）组织化学显微观察

组织化学显微观察的基本原理是在组织切片上加一定的试剂，使它与组织或细胞中待检验物质发生化学反应，生成有颜色的能采用光镜观察的沉淀物。根据生成的生色物质不同及观察光镜的不同，组织化学显微观察包含普通光学显微镜观察法、相差显微镜观察法、荧光显微镜观察法。若生成物为重金属沉淀，则可以用电子显微镜观察，称电镜组织化学。在阿尔茨海默病病理研究中，组织化学显微观察法主要应用于患者死后大脑中老年斑及神经纤维缠结症状的检测或评价阿尔茨海默病动物模型阿尔茨海默病样大脑的损伤行为。

1. 苏木精－伊红染色法

苏木精染液为碱性，能使细胞内嗜碱性结构，如细胞核内的染色质与胞质内的核糖体，染成紫蓝色；伊红为酸性染料，能使细胞嗜酸性结构，如细胞内及细胞间的蛋白质、路易体（Lewy body）及细胞质的大部分成分，染成红色。通过苏木精－伊红（HE）染色能观察神经元组织的完好性或损伤程度，同时能了解老年斑及神经纤维缠结情况。苏木精－伊红染色具有以下优点：①从染色步骤看，苏木精－伊红染色比免疫组化的步骤要简单；②从操作看，苏木精－伊红染色光镜观察法较免疫组化法容易掌握；③从观察指标看，苏木精－伊红染色光镜观察不仅可以做定性定量分析，而且在同一个视野下可以根据需要同时进行多种指标的统计观察。

在阿尔茨海默病大鼠实验中，苏木精－伊红染色观察神经细胞，正常大鼠海马各区神经元呈圆形、椭圆形或锥形，核浆比值大，细胞核为圆形或椭圆形，着色均匀为浅蓝紫色，核仁明显；而 β－淀粉样蛋白诱导的阿尔茨海默病组大鼠海马各区可见较多的神经元胞体缩小，胞浆浓缩，核固缩，整个细胞深染成红色，神经元数量较正常组减少。阿尔茨海默病神经元纤维缠结在细胞质出现粉红色的细长丝，他们由细胞骨架中间丝组成。

2. 免疫组织化学法

免疫组织化学法（简称免疫组化，IHC），是指带显色剂标记的特异性抗体在组织细胞原位利用抗原与抗体特异性结合的原理，通过抗原抗体反应和组织化学的呈色反应，对相应抗原进行定性、定位测定的一项技术。它结合了免疫反应的特异性、组织化学的可见性，借助荧光显微镜、电子显微镜等的显像和放大作用，在细胞、亚细胞水平检测各种抗原物质（如蛋白质、酶、激素及受体等）的表达和分布。免疫组化技术近年来得到迅速发展。

β－淀粉样蛋白老年斑和 Tau 蛋白神经纤维缠结的免疫组化染色比银浸染色更为敏感，能清晰地显示四种类型的老年斑，而银浸染色仅能显示初级斑和神经突斑，显示小的弥漫斑和终末斑不如免疫组化法。

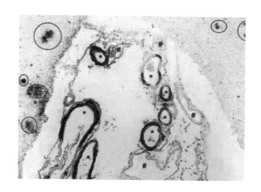

图 4-7　老年斑免疫组织化学染色

　　酶联免疫方法检测 β-淀粉样蛋白老年斑：来源于阿尔茨海默病逝者的颞叶切片经甲醛固定 10min 后，用识别 β-淀粉样蛋白 N 端抗体免疫结合切片中的 β-淀粉样蛋白，冲洗掉切片中没有结合的 β-淀粉样蛋白抗体，结合的抗体与碱性磷酸酶交联的羊抗鼠 IgG 结合，BCIP/NBT 反应底物检测反应碱性磷酸酶位点活性，酶活性高处即可能为 β-淀粉样蛋白沉积呈老年斑处。图中老年斑显示为黑色。

　　免疫组化对抗原和抗体的要求：具有特异性高和亲和力强的抗体是实验成功的首要条件。对抗体的要求：纯度高、比活性强；高度特异性抗体的获得取决于抗原的纯度。对抗原的要求：纯度高，免疫原性强，稳定无变化。组织和细胞标本的制备：标本制备恰当，是免疫组化成功的首要条件。免疫组化对组织和细胞标本的要求：保持所检标本原有的结构、形态；在原位最大程度地保持待测抗原（或抗体）的免疫活性，既不淬灭、流失或弥散，也不被隐蔽。

参考文献

［1］ Horita A, Carino M A, Lai H. Preliminary studies on the effects of a TRH analog, MK-771, in an animal model of Alzheimer's disease. Proc West Pharmacol Soc, 1987, 30: 57-58.

［2］ 田金洲，时晶，张学凯，等. 2011 年美国阿尔茨海默病最新诊断标准解读. 中国医学前沿杂志：电子版，2011，3（4）：91-100.

［3］ Ahmadul K, Amelia M, Daniel G, et al. Positron emission tomography imaging and clinical progression in relation to molecular pathology in the first Pittsburgh Compound B positron emission tomography patient with Alzheimer's disease. Brain, 2011, 134: 301-317.

［4］ Klunk W E, Engler H, Nordberg A, et al. Imaging brain amyloid in Alzheimer's disease with Pittsburgh Compound – B. Ann Neurol, 2004. 55 （3）: 306 – 319.

［5］ 王鲁宁, 陈现红, 张红红, 等. 晚发型阿尔茨海默病 β – 淀粉样蛋白及过磷酸化 Tau 蛋白免疫组织化学分析. 中华神经科学杂志, 2009, 42 （1）: 42 – 45.

［6］ Dai X L, Sun Y X, Jiang Z F. Attenuated cytotoxicity but enhanced beta-fibril of a mutant amyloid β – peptide with a methionine to cysteine substitution. FEBS Lett, 2007, 581 （7）: 1269 – 1274.

［7］ Misonou H, Morishima – Kawashima M, Ihara Y. Oxidative stress induces intracellular accumulation of amyloid β – protein in human neuroblastoma cells. Biochemistry, 2000, 39 （23）: 6951 – 6959.

［8］ Li Q, Fang J, Yang M, et al. Galantamine inhibits calpain – calcineurin signaling activated by beta – amyloid in human neuroblastoma SH – SY5Y cells. Neurosci Lett, 2010, 480 （3）: 173 – 177.

［9］ Zeng K W, Ko H, Yang H O, et al. Icariin attenuates beta – amyloid – induced neurotoxicity by inhibition of Tau protein hyperphosphorylation in PC12 cells. Neuropharmacology, 2010, 59 （6）: 542 – 550.

［10］ Huang H C, Jiang Z F. Amyloid – beta protein precursor family members: a review from homology to biological function. J Alzheimers Dis, 2011, 26 （4）: 607 – 626.

［11］ Bromley – Brits K, Deng Y, Song W. Morris water maze test for learning and memory deficits in Alzheimer's disease model mice. J Vis Exp, 2011, 53: 2920.

［12］ HuangH C, Jiang Z F. Accumulated amyloid – β peptide and hyperphosphorylated Tau protein: relationship and links in Alzheimer's disease. Journal of Alzheimer's Disease, 2009, 16 （1）: 15 – 27.

［13］ Andrew D L, Barbara J S L. The cognitive psychopharmacology of Alzheimer's disease: focus on cholinergic systems. Neurochemical Research, 1998, 23 （5）: 787 – 794.

［14］ 李古才, 尹端沚, 夏娇云, 等. 阿尔茨海默病发病机理研究. 脑与神经病杂志, 2005, 13 （4）: 311 – 305.

［15］ Atwood C S, Obrenovich M E, Liu T, et al. Amyloid – β: a chameleon walking in two worlds: a review of the trophic and toxic properties of amyloid – β. Brain Research Reviews, 2003, 43: 1 – 16.

［16］ Torreilles F, Touchon J. Pathogenic theories and intrathecal analysis of the sporadic form of Alzheimer's disease. Prog Neurobiol, 2002, 66: 191 – 203.

［17］ 焦勇, 杨频. 金属与淀粉样β肽的相互作用: 阿尔茨海默病的分子机制初探. 中国科学, 2007, 37 (3): 235 – 247.

［18］ 徐荣波, 董军. β-淀粉样蛋白在老年痴呆症发生发展中的作用及其机制. 第四军医大学学报, 2007, 28 (1): 91 – 94.

［19］ Viña J, Lloret A, Alonso D. Molecular bases of the treatment of Alzheimer's disease with antioxidants: prevention of oxidative stress. Mol Aspects Med, 2004, 25: 117 – 123.

［20］ Zou J, Kajita K, Sugimoto N. Cu^{2+} inhibits the aggregation of amyloid β – peptide (1 – 42) *in vitro*. Angew Chem Int Ed, 2001, 40 (12): 2274 – 2277.

［21］ Suzuki K, Miura T, Takeuchi H. Inhibitory effect of copper (II) on zinc – induced aggregation of amyloid β – peptide. Biochem Biophys Res Commun, 2001, 285: 991 – 996.

［22］ Horita A, Carino M A, Lai H, Preliminary studies on the effects of a TRH analog, MK – 771, in an animal model of Alzheimer's disease. Proc West Pharmacol Soc, 1987, 30: 57 – 58.

［23］ 张朝峰, 杜会枝, 杨频. 阿尔茨海默病分子机理的离子通道假说. 化学进展, 2006, 18 (9): 1194 – 1199.

［24］ 孙林娟, 周磊, 杨文明. 阿尔茨海默病药物治疗现状. 临床荟萃, 2007, 22 (1): 73 – 76.

第五章　阿尔茨海默病治疗的生物活性物质

阿尔茨海默病的基础研究已持续了半个多世纪，同时医学界对于阿尔茨海默病的治疗措施的探索也在积极地进行着。由于致病机理的多重性，其可干预的靶点也有很多。因此，大量科研工作得到的能在一定程度上有干预效果的生物活性物质有很多。它们的作用机理不同、来源不同、干预强度不同。本章主要以淀粉级联假说为主线，总结以该途径或与该途径相关的靶点为目标筛选的生物活性物质，其中绝大多数为来自天然产物的活性成分，即来源于植物、微生物。这些将为日后开发有效的预防与治疗药物提供充足的物质基础。

一、基于淀粉级联假说的抗阿尔茨海默病活性物质作用

（一）抑制 β - 淀粉样蛋白生成

β - 淀粉样蛋白是淀粉样蛋白前体通过蛋白酶水解途径裂解成长度为 39 ～ 43 个氨基酸组成的片段。跨膜蛋白 - 淀粉样蛋白前体有两种酶解途径：淀粉样蛋白生成途径和非淀粉样蛋白生成途径。前者，淀粉样蛋白前体先通过 β - 分泌酶断裂淀粉样蛋白前体$_{671}$和淀粉样蛋白前体$_{672}$之间的肽键，生成分泌型淀粉样蛋白前体（sAPPβ）和 C - 末端片段（CTF - 99），CTF - 99 再通过 γ - 分泌酶裂解释放出 β - 淀粉样蛋白和淀粉样蛋白前体的细胞内片段（AICD）；后者，淀粉样蛋白前体先通过 α - 分泌酶断裂 β - 淀粉样蛋白序列内的 lys16—leu17 位肽键，生成分泌型淀粉样蛋白前体（sAPPα）和 C - 末端片段（CTF - 83），CTF - 83 再通过 γ - 分泌酶裂解释放出 P^3 和淀粉样蛋白前体的细胞内片段（图 5 - 1）。

如图 5 - 1 所示，淀粉样蛋白前体通过 α - 分泌酶裂解途径阻断了 β - 淀粉样蛋白的生成；通过 β - 分泌酶裂解导致了完整 β - 淀粉样蛋白的生成。因此，促进淀粉样蛋白前体的 α - 分泌酶裂解，抑制 β - 和 γ - 分泌酶裂解都可以减少 β - 淀粉样蛋白生成。

1. 促进 α - 分泌酶酶解途径的活性物质

如前所述，α - 分泌酶活力提高，将使淀粉样蛋白前体转入非淀粉途径，减少 β - 淀粉样蛋白的产生。因此，提升的 α - 分泌酶成为阿尔茨海默病治疗策略的靶点首选。

（1）隐丹参酮为由唇形科植物——丹参（*Salvia miltiorrhiza Bge.*）的化学

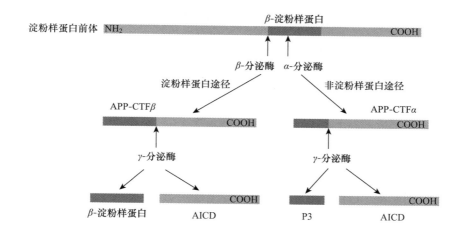

图 5-1 淀粉样蛋白前体的酶解途径

成分之一，化学名称为（R）-1,2,6,7,8,9-6H-1,6,6-三甲基-菲酚（1,2-b）呋喃-10，11-二酮。该成分为橙色针状结晶，在避光及非溶液状态下最稳定。熔点 184~185℃，易溶于氯仿，溶于甲醇等有机溶剂，微溶于水。化学结构如下：

隐丹参酮

其药理作用包括抗氧化、抗衰老、抗炎抑菌作用等。近年在阿尔茨海默病基础研究中，研究提示隐丹参酮能够通过正调节细胞内金属蛋白酶 10（ADAM 10）的表达来提高 α-分泌酶活力，促使淀粉样蛋白前体向非淀粉途径转化，增加 sAPPα 释放，减少 β-淀粉样蛋白生成。

（2）不饱和脂肪酸是细胞膜脂质的重要组成部分，广泛存在于动植物中。

花生四烯酸（AA）主要来源于十字花科植物荒野独行菜 [*Lepidium campestre* （L.）R. Br.] 或者香蒲科植物种子，名为二十碳四烯酸，熔点为 79~81℃，常温常压下稳定，容易被氧化。化学结构如下：

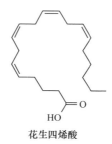

花生四烯酸

二十碳五烯酸（EPA）主要来源于海洋鱼类、海藻类及真菌，有鱼腥味的无色至浅黄色油状液体，熔点为 $-54 \sim -53℃$，易氧化，易对光、热、氧敏感，氧化后颜色变深。化学结构如下：

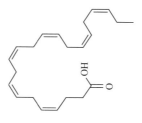

二十碳五烯酸

二十二碳六烯酸（DHA）主要来源于海洋鱼类、海藻类及真菌，无色、无味，常温下呈液态，具有脂溶性，易溶于有机溶剂，不溶于水，熔点为 $-45.5 \sim -44.1℃$，低温下仍能保持较高的流动性。化学结构如下：

二十二碳六烯酸

这些不饱和脂肪酸具有辅助脑细胞发育、提高智力、抗衰老、改善血液循环、降血脂、抗凝血、抗血栓形成、抗炎症、抗癌等作用。由于它们在脂质代谢中的特殊作用，其在阿尔茨海默病治疗中的应用也逐渐吸引人们的注意。有研究显示这些不饱和脂肪酸能够增加 sAPPα 释放，促进细胞膜的流动，但不改变 α - 分泌酶的总体表达量。最终减少了 β - 淀粉样蛋白的生成。

因此，已有相当多的生物活性物质均可观察到减少β-淀粉样蛋白的产生，但其中间作用机制尚待进一步研究。

（1）天麻素（GAS）是天麻的主要有效成分，具有有良好的抗神经衰弱、抗癫痫、治疗神经性头痛等多种作用，对大鼠的记忆巩固及恢复也有积极作用。近些年，天麻素对阿尔茨海默病的预防与治疗作用日益受到关注。刘中华等研究了天麻素可显著缓解由β-淀粉样蛋白$_{25\sim35}$诱导的神经细胞的损伤，增强细胞活力，减少乳酸脱氢酶释放的作用，表现出较好的神经细胞保护作用。刘和平等研究发现，用天麻素处理后的β-淀粉样蛋白高表达细胞系细胞经过培养后，β-淀粉样蛋白水平明显降低，且随天麻素药物浓度越大，β-淀粉样蛋白水平越低，提示天麻素对β-淀粉样蛋白表达的抑制可能是治疗阿尔茨海默病的机制之一。

（2）细胞实验证实人参皂苷 Rg1 对 N2a/淀粉样蛋白前体$_{695}$细胞分泌的β-淀粉样蛋白$_{1\sim42}$和β-淀粉样蛋白$_{1\sim40}$有一定的影响。不同浓度的 Rg1 干预作用不同时间后细胞外液中β-淀粉样蛋白$_{1\sim42}$水平较 Rg1 作用前均有不同程度的下降，其中 2.5μmol/L Rg1 作用 12h 实验组下降明显，而且在 0.25～2.5μmol/L 范围内β-淀粉样蛋白$_{1\sim42}$水平的下降呈现浓度依赖性。也就是说一定浓度人参皂苷 Rg1 在一定时间范围内对 N2a/淀粉样蛋白前体$_{695}$细胞β-淀粉样蛋白$_{1\sim42}$的生成有抑制作用。

（3）五味子乙素是木兰科植物北五味子中的活性成分之一。由于其结构特性，易与其他自由基反应丢失电子，从而中断自由基的链式反应。其中对氧自由基、羟自由基的清除作用最强，甚至优于维生素 E；同时五味子乙素可以进一步激活内源谷胱甘肽（GSH）、超氧化物歧化酶（SOD）、过氧化氢酶（CAT）的活力从而达到清除自由基的作用。化学结构如下：

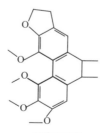

五味子乙素

实验以五味子乙素作用于淀粉样蛋白前体-衰老前素-1（M146L）双基因转染中国仓鼠卵巢（CHO）细胞，β-淀粉样蛋白$_{1\sim42}$含量测定结果发现低剂量（0.56mg/mL）五味子乙素对β-淀粉样蛋白$_{1\sim42}$的生成没有影响，中

（1.67mg/mL）、高剂量（5mg/mL）的五味子乙素可以明显降低 β - 淀粉样蛋白$_{1\sim42}$的产量，特别是高剂量组抑制率超过 50%，呈现良好的量效关系，且自身无细胞毒性。

（4）天然产物 Beauveriolide Ⅰ 和Ⅲ初次提取自于真菌菌株白僵菌，是胆固醇酰基转移酶抑制剂，已经实验研究表明 Beauveriolide Ⅰ 和Ⅲ具有防止小鼠腹腔内脂肪液滴的积累，减少动脉硬化小鼠模型的动脉硬化病变等作用。化学结构如下：

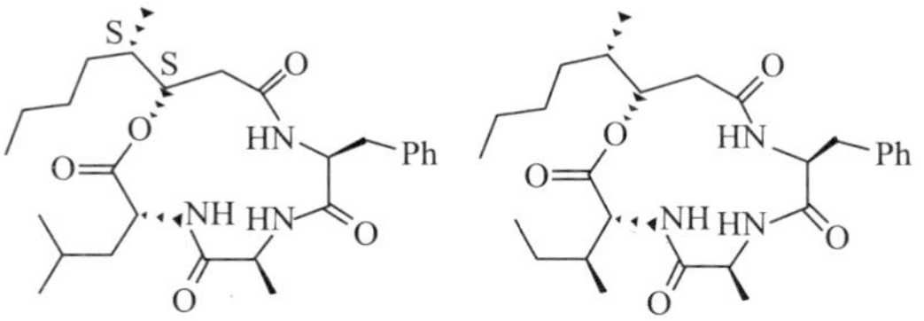

Beauveriolide Ⅰ   Beauveriolide Ⅲ

进一步体外细胞实验发现除了上述作用外，Beauveriolide Ⅰ 和Ⅲ还具有抑制 β - 淀粉样蛋白分泌的作用。用 1μmol/L Beauveriolide Ⅰ 和Ⅲ预处理表达人类淀粉样蛋白前体$_{751}$的中国仓鼠卵巢细胞系细胞 4d，结果 β - 淀粉样蛋白$_{1\sim40}$ 和 β - 淀粉样蛋白$_{1\sim42}$分泌物减少，其中 Beauveriolide Ⅲ 的作用更为显著。

（二）减少 β - 淀粉样蛋白聚集

大量实验已经证明 β - 淀粉样蛋白具有神经毒性，老化形成的 β - 淀粉样蛋白聚合体进一步增强了 β - 淀粉样蛋白的毒性。因此，防止 β - 淀粉样蛋白聚合可以有效缓解 β - 淀粉样蛋白的毒性。

（1）蜕皮甾酮，别名 β - 蜕皮素或 20 - 羟基蜕皮酮，是从植物露水草中分离提取出来的天然有机化合物。为淡黄色结晶性粉末，无臭，具有吸湿性，遇光后颜色逐渐变深。在乙醇中易溶，在丙酮中略溶，在乙酸乙酯氯仿及热水中微溶，在乙醚中几乎不溶。化学结构如下：

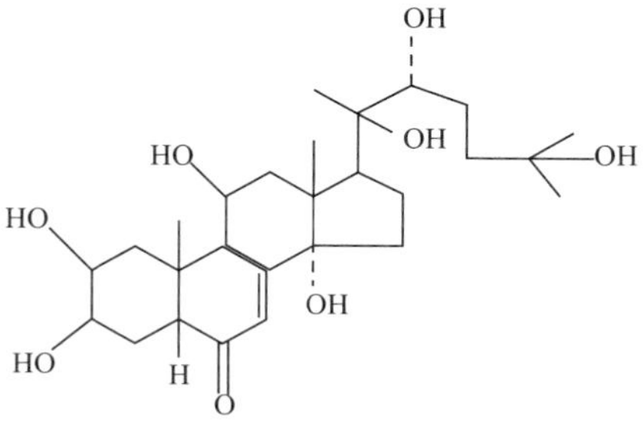

羟基蜕皮甾酮

蜕皮甾酮具有调节血糖血脂、促进胶原蛋白合成、抗心律不齐、抗疲劳、调节血糖、促进细胞生长、刺激真皮细胞分裂等作用。在阿尔茨海默病相关研究中利用蜕皮甾酮对 β - 淀粉样蛋白纤维化过程进行干预,用磷酸缓冲盐溶液溶解 β - 淀粉样蛋白 $_{1~42}$,实验组用蜕皮甾酮和磷酸缓冲盐溶液共同溶解 β - 淀粉样蛋白 $_{1~42}$,37℃孵育7d,均形成了 β - 淀粉样蛋白 $_{1~42}$ 纤维状结构,但是有蜕皮甾酮(100μmol/L)干预的实验组纤维状 β - 淀粉样蛋白 $_{1~42}$ 少于磷酸缓冲盐溶液孵育组。

(2)染料木素,又称染料木黄酮或金雀异黄素,来源于豆科植物染料木(金雀花)的根和茎。它是大豆异黄酮的主要活性成分,化学名称为5,7 - 二羟基 - 3 - (4 - 羟苯基) - 4H - 1 - 苯并吡喃 - 4 - 酮或4′,5,7 - 三羟基异黄酮。纯品为淡黄色树枝状针晶粉末,熔点为297~298℃,溶于二甲基亚砜和乙醇,几乎不溶于水,溶于稀碱中呈黄色。化学结构如下:

染料木素

染料木素具有抗氧化作用,具有雌激素及抗雌激素性质。在抗 β - 淀粉样蛋白沉积方面该物质也有一定的应用,实验采用去势SD大鼠模型,用染料木素对去势SD大鼠进行干预。通过免疫组织化学技术测定SD大鼠脑内海马区毛细血管内 β - 淀粉样蛋白的表达,观察和比较染料木素干预对去卵巢大鼠脑内血管内 β - 淀粉样蛋白沉积的影响,结果显示所有组标本内均显示大鼠海马毛细血管内皮细胞 β - 淀粉样蛋白沉积阳性反应,表现为猩红色细颗粒沿着血管壁呈局灶性、条索样分布。比较而言,染料木素干预组的猩红色细颗粒染色相对较浅。

(3)维A酸(ATRA)又名维甲酸、维生素A酸、维生素甲酸,它是体内维生素A的代谢中间产物,化学名称为(13E) - 3,7 - 二甲基 - 9 - (2,6,6 - 三甲基环己烯基) - 2,4,6,8 - 壬四烯酸。化学结构如下:

维A酸

维 A 酸为黄色或淡橙色结晶性粉末，主要影响骨的生长和促进上皮细胞增生、分化、角质溶解等代谢作用。研究发现维 A 酸可以有效地减少 β – 淀粉样蛋白的积累。5 月龄淀粉样蛋白前体/衰老前素 – 1 鼠给予维 A 酸 8 周，组织切片观察发现维 A 酸组淀粉样蛋白前体/衰老前素 – 1 鼠大脑额部皮层和海马区的 β – 淀粉样蛋白水平降低，多重染色立体观察显示与对照组相比淀粉样蛋白前体/衰老前素 – 1 鼠大脑额部皮层和海马区 β – 淀粉样蛋白沉积物也明显减少，老年斑的数量和面积也呈显著的下降趋势。

（4）香荚兰乙酮，是从药用植物胡黄连中分离出来的，它的毒性较低，具有减少还原型烟酰胺腺嘌呤二核苷酸磷酸氧化酶（NADPH）复合物聚集的作用，在 PD 模型中它是抵抗小胶质细胞调节神经毒性的神经保护剂。科学研究进一步发现用香荚兰乙素（10mg/kg 体重）连续喂养 4 月龄的 $hAPP_{751}SL$ 鼠 4 个月，通过大脑切片染色观察实验组和对照组 $hAPP_{751}SL$ 鼠大脑皮层和海马区老年斑的数目、大小、在两区域所占的比例，结果发现用香荚兰乙素处理减小了老年斑的大小，但老年斑数目和区域比例没有显著变化。

（5）白藜芦醇（RES）是蒽醌萜类化合物，主要来源于蓼科植物虎杖的根茎提取物。化学名称为 (E) – 5 –［2 –（4 – 羟苯基）– 乙烯基］– 1,3 – 苯二酚，它是无味、白色晶体；难溶于水，易溶于乙醇，丙酮等有机溶剂。熔点为 253 ~ 255℃，261℃即升华。在波长 365nm 的紫外光照射下能产生荧光，pH > 10 时，稳定性较差，遇三氯化铁 – 铁氰化钾溶液呈蓝色，遇氨水等碱性溶液显红色。白藜芦醇对光不稳定。化学结构如下：

$C_{14}H_{12}O_3$ 228.25

白藜芦醇

白藜芦醇具有显著的抗菌、抗炎、抗血栓、阻断脂质过氧化、清除自由基、调节免疫系统、预防心脏病、降血脂和抗诱变、抗癌等作用。近年研究发现白藜芦醇对神经元具有保护作用，将 $10\mu mol/L$ β – 淀粉样蛋白分别与终浓度为 2、10、$100\mu mol/L$ 的白藜芦醇混合，37℃孵育。结果表明白藜芦醇浓度越大，白藜芦醇对 β – 淀粉样蛋白聚集的抑制作用越明显，当白藜芦醇浓度为

$100\mu mol/L$ 时，完全抑制 β - 淀粉样蛋白的聚集。

（三）加速 β - 淀粉样蛋白清除

正常人体中 β - 淀粉样蛋白有一定的表达量，并可以及时清除。研究发现，阿尔茨海默病中存在一定的清除障碍而导致 β - 淀粉样蛋白积累、发生聚集。因此，提高 β - 淀粉样蛋白的细胞外清除，使之无法形成聚集形式，继而无法发挥其毒性，则是另一条阿尔茨海默病治疗思路。

前面提到白藜芦醇具有抑制 β - 淀粉样蛋白聚集的作用，但当 β - 淀粉样蛋白形成纤维体后白藜芦醇仍然有效，将预先形成的 $10\mu mol/L$ β - 淀粉样蛋白纤维分别与 10、$100\mu mol/L$ 白藜芦醇 37℃ 孵育 21h 后进行检测，$10\mu mol/L$ 白藜芦醇可以使 β - 淀粉样蛋白纤维形成较小的聚合物但仍有一些纤维状物质存在，$100\mu mol/L$ 的白藜芦醇可以使 β - 淀粉样蛋白纤维完全降解成小分子物质。

其他一些活性成分，例如降血脂药物洛伐他汀可以通过增加胰岛素降解酶（IDE）的分泌而促进 β - 淀粉样蛋白的降解。阿扑吗啡则可以通过提高细胞蛋白酶体和胰岛素降解酶活力而加速 β - 淀粉样蛋白的降解，从而抑制 β - 淀粉样蛋白的聚集等病理进程，显著提高模型动物的短期记忆。去甲肾上腺素可以通过促进 β - 淀粉样蛋白被小胶质细胞内化并提高胰岛素降解酶活力而加速的清除。但是对于血管紧张素转换酶（ACE）的干预，还存在一定的争议。不仅因为实验证据的不统一，同时也因为血管紧张素转换酶还涉及其在血压调节中的作用。如果一味上调其活性，则很可能引发外周血管阻力升高而导致血压升高。

二、壳寡糖作用

壳寡糖（COS），又称几丁寡糖、寡聚氨基葡糖、甲壳低聚糖，化学名称为 β - 1,4 - 寡聚 - 葡萄糖胺，是壳聚糖水解后得到的由 2~10 个氨基葡糖通过 β - 1,4 糖苷键连接而成的低聚糖。甲壳素广泛存在于昆虫、甲壳类动物外壳、真菌细胞壁及一些藻类中，经脱乙酰化处理后得到的脱乙酰度大于 70% 的甲壳质，其水溶性、人体吸收率、吸湿保湿性以及抗菌能力均不如壳寡糖。壳寡糖是自然界唯一带正电的碱性多糖，具有多种生物活性作用。具有水溶性好、安全无毒、易于被人体吸收等优点，在人体内吸收率近 100%，对人类的健康有着重大意义。近年在阿尔茨海默病的研究中发现，壳寡糖对神经元细胞、活性氧、β - 分泌酶、铜离子、乙酰胆碱酯酶、血管紧张素转化酶、肾素生理活性及细胞信号通路、脑缺血再灌注损伤等方面有一定影响，对治疗阿尔茨海默病有着重大意义。化学结构如下：

壳寡糖

（一） 对神经元的保护及再生

神经元大量丢失是阿尔茨海默病的三大病理特征之一，其发生可能与神经突触的大量丢失、β - 淀粉样蛋白的过度表达、谷氨酸受体及钙离子平衡失调等诸多因素有关。有研究发现，对外周神经受损的兔子和大鼠，分别静脉注射 1.5、3mg/kg 的壳寡糖，6 个月后与空白对照组相比，均发现壳寡糖组的外周神经细胞的再生能力明显较好，分别是空白对照组的 1.6 倍和 2.4 倍。这说明壳寡糖对周围神经细胞具有保护及促进再生的作用，且这种作用呈现良好的剂量依赖关系。Yang 等研究发现，用壳寡糖处理后的 PC12 细胞，其突触生长和细胞活力均得到了增强。同时壳寡糖还能上调神经丝和钙黏着蛋白的表达。Zhou 等研究发现，经一定浓度的壳寡糖预先处理后，由谷氨酸盐导致的海马神经元凋亡有了一定程度的缓解，具体的机制可能由于壳寡糖能抑制由谷氨酸盐引起的钙离子浓度升高和半胱天蛋白酶 - 3 活力增强，从而保护了海马神经元。

（二） 抗氧化

近年研究发现，壳寡糖具有较好的抗氧化作用，可对细胞起到保护作用。多项对壳寡糖在体外抗氧化作用的研究表明，壳寡糖对羟自由基、超氧阴离子自由基、H_2O_2、DPPH 自由基等都有较好的清除能力，其原因可能是壳寡糖上的—NH_2 基团与自由基相结合，使自由基转变为更稳定的物质，中止了其链式反应。而这种能力与多种因素相关。壳寡糖的脱乙酰度程度和分子质量的大小对其清除自由基的能力强弱起到决定性作用，具有最强自由基清除能力的是最大脱乙酰度的中等分子量的壳聚糖。李晓晶等发现壳寡糖清除 DPPH 自由基的能力随着壳寡糖溶液浓度的增加而增强。张敬晗等研究了壳聚糖及其衍生物、壳寡糖以及羧甲基壳聚糖清除羟自由基的能力，发现这些物质的抗氧化能力在一定浓度范围内均随浓度增加而增大，而壳寡糖在质量浓度为 0.32mg/mL 时能达到 97.81% 的羟自由基清除率，即达到最大的清除率。但是如果超过一定浓度范围后，有研究发现低浓度的壳寡糖衍生物的自由基清除能力随着其取代度的增加而降低，但高浓度的壳寡糖衍生物没有发现取代度与抗氧化能力之间的关系；除取代度外，取代基团的性质对自由基清除能力也有一定影响。有研究发现，壳寡糖清除活性氧的能力与壳寡糖分子质量大小有关系，相比小分子质量的壳寡糖而言，中等分子质量的壳寡糖清除自由基的能力较强，其原因可能与溶解度有关。

而多项壳寡糖在体内的抗氧化作用研究也发现，壳寡糖对体内自由基代谢紊乱有改善作用，能使超氧化物歧化酶活力增加，丙二醛浓度减少。张光等发现，适当浓度的壳寡糖对两种阿尔茨海默病模型细胞——swe 型和 $\Delta 9/swe$ 型 N2a 细胞中活性氧的水平有明显的抑制作用，但两种类型的 N2a 细胞出现明显效果的时间不同，最佳抑制作用时壳寡糖的用量也不同。经壳寡糖处理后，swe 型 N2a 细胞内活性氧水平在 48h 后出现明显抑制效果，最佳抑制壳寡糖浓度为 0.1%；而 $\Delta 9/swe$ 型 N2a 细胞内活性氧水平在 24h 后就出现了明显的抑制效果，最佳抑制壳寡糖浓度为 0.01%。这种差别的原因可能是壳寡糖在 $\Delta 9/swe$ 型 N2a 细胞内不仅直接清除活性氧，同时还影响淀粉样蛋白前体的剪切。张吉等研究了壳寡糖在细胞外对 DPPH 自由基、H_2O_2 和羟自由基的清除作用以及对脂多糖诱导的 N9 小胶质细胞的保护作用，发现壳寡糖能有效清除 DPPH 自由基和羟自由基，但不能清除 H_2O_2；同时发现其能降低脂多糖诱导的 N9 细胞培养液中 NO 水平，降低细胞内活性氧水平，减少细胞凋亡，进而对 N9 小胶质细胞起到保护作用。

（三）抑制 β - 分泌酶

β - 分泌酶在阿尔茨海默病的发生和发展中起着重要作用，它与 γ - 分泌酶依次作用于 β - 淀粉样蛋白的前体物质淀粉样蛋白前体，使其被切割下由 40 或 42 个氨基酸组成的具有神经毒性的小片段肽——β - 淀粉样蛋白。经研究发现，壳寡糖对 β - 分泌酶有一定的抑制作用，这是治疗阿尔茨海默病的一个新靶点，对阿尔茨海默病的防治有着重要意义。Byun 等通过一种利用三甲胺、三氧化硫合成硫酸化衍生物的方法，来研究壳寡糖中抑制 β - 分泌酶的功能组分。发现脱乙酰度分别为 90%、75%、50% 的壳寡糖对 β - 分泌酶都有一定的抑制作用，抑制强度与壳寡糖的脱乙酰度和分子质量有关。相同脱乙酰度的壳寡糖，中等分子质量的抑制效果最好；相同分子质量的壳寡糖，脱乙酰度越高的抑制效果越高。最后发现分子质量在 3~5kD 的 90% 脱乙酰度的壳寡糖显示出了最高的 β - 分泌酶抑制活力，抑制模式是非竞争性抑制。

另外，有研究发现，NT2 神经元中的氧化应激的增加可以使 β - 分泌酶的表达增多，所以壳寡糖的抗氧化作用对抑制 β - 分泌酶也起到了积极的作用。

（四）螯合铜离子

铜离子易与不同聚集形式的淀粉样蛋白络合形成复合物，并在老年斑内沉积。这种 β - 淀粉样蛋白 - Cu 复合物具有一定的神经毒性，会在氧化应激过程中产生过氧化氢，促进 β - 淀粉样蛋白沉积；另一方面，β - 淀粉样蛋白在催化反应循环中，也能使二价铜离子还原为一价铜离子，同时利用 O_2 和生物还原剂作为底物催化产生过氧化氢，损害神经细胞。经研究发现，壳寡糖对铜离子有较好的吸附作用，并且这种吸附作用与壳寡糖的取代度、溶液 pH、溶液浓度和温度等因素有关。其机理可能是壳寡糖分子链中的羟基、氨基及其他活性基团可以形成网状结构的笼形分子，对铜离子有较好的配位作用，能形成稳定的螯合物。另外，相对分子质量为 1500、脱乙酰度 90% 的壳寡糖能有效地对抗大鼠皮质神经细胞中由二价铜离子引起的神经毒性，并且通过 DCFH（一种荧光探针）检测，发现壳寡糖能抑制二价铜离子引起的皮质神经细胞内活性氧水平的升高。

（五）抑制胆碱酯酶、血管紧张素转化酶和肾素

壳寡糖具有抑制胆碱酯酶、血管紧张素转化酶和肾素的作用。乙酰胆碱酯酶是将脑内重要神经递质——乙酰胆碱水解为胆碱和乙酸的水解酶，能抑制碱能神经元的活性，使脑内神经递质出现紊乱。并且，乙酰胆碱酯酶与 β - 淀粉样蛋白之间有相互促进表达的作用。因而乙酰胆碱酯酶活力的抑制对阿尔茨海默病的防治有重要意义。有研究发现，几种壳寡糖的衍生物——氨基壳寡糖、二甲基壳寡糖和二乙基壳寡糖对乙酰胆碱酯酶的活力均有抑制作用，且疏水性最强的二乙基壳寡糖抑制能力越大，可能与疏水相互作用有关。另有研究发现，壳寡糖的脱乙酰度和分子质量与壳寡糖对乙酰胆碱酯酶的抑制能力也有关系，脱乙酰度较高、分子质量居中的壳寡糖效果较好。

血管紧张素转化酶是催化血管紧张肽 I 转化为血管紧张肽 II 的一种酶，而肾素则可把紧张肽原转变成血管紧张肽 I。这两种物质的增加，不利于脑血管的扩张，会导致脑内血流量的减少，从而影响脑内新陈代谢，促进阿尔茨海默病的发生与发展。有研究发现改性的 N - 乙酰基壳寡糖，氨基壳寡糖对上述两物质的活性有抑制作用，并且以脱乙酰程度达到 90% 的，中等分子质量的壳寡糖效果为最佳。

（六）抑制 Tau 蛋白磷酸化

另一方面，有研究表明壳寡糖对冈田酸（OA）诱导的 SD 大鼠海马神经元 Tau 蛋白过磷酸化的抑制作用。通过倒置显微镜观察、四甲基偶氮唑盐法及分光光度计检测发现，不同浓度壳寡糖预处理组各组与冈田酸损伤组相比，神经元细胞形态均有所改善，细胞存活率均有所上升，细胞上清液中乳酸脱氢酶含量均有所下降。同时通过免疫细胞化学法定性观察和 Western blot 实验定量分析发现，壳寡糖预处理组各组的海马神经元细胞 Tau - pSer 396 阳性表达较冈田酸损伤组均有所下降，并且以上各种改善均以壳寡糖质量浓度 $20\mu g/mL$ 和 $40\mu g/mL$ 效果最为明显。说明壳寡糖能够保护冈田酸引起的 SD 大鼠海马神经元细胞的损伤并抑制 Tau 蛋白的异常过磷酸化。进一步研究显示，N - 乙酰基壳寡糖可以抑制 JNK 信号通路的磷酸化，进而抑制该通路下游的一些金属

蛋白酶的活力，最终影响 β - 淀粉样蛋白的分泌，对阿尔茨海默病的防治有积极意义。

三、姜黄素作用

姜黄素是从姜科姜黄属植物姜黄、莪术、郁金等根茎中提取出来的一种脂溶性酚类色素，分子式为 $C_{21}H_{20}O_6$，相对分子质量为 368137，熔点为 183℃。姜黄素具有抗炎、抗肿瘤、抗氧化等广泛药理作用。近年来研究发现，姜黄素能在防治阿尔茨海默病方面发挥积极作用，具有较强的抗神经元凋亡、螯合金属离子、抗炎、抗氧化、抑制小胶质细胞形成、抑制 β - 淀粉样蛋白聚集等能力。化学结构如下：

姜黄素

（一）抗神经元凋亡

对于 β - 淀粉样蛋白毒性导致的神经元凋亡，姜黄素可通过修复神经元树突结构、抗氧化损伤、抗细胞内钙内流、抗 Tau 蛋白高度磷酸化等途径来达到抑制效果。研究显示姜黄素对三氯化铝和 D - 半乳糖诱导的细胞凋亡的抑制作用，发现抗凋亡蛋白 Bcl - 2 的水平明显提高，促凋亡蛋白 Bax 的活性明显降低。姜黄素对 Caspase - 3 的表达也有明显抑制作用，从而抑制了细胞的凋亡。对于缺血性神经细胞凋亡的发生，姜黄素也有抑制作用。其抑制机理可能与增加 N - 甲基 - D - 天冬氨酸受体亚单元 - NR2A 的表达、降低 NR2B 的表达有关。整体动物实验研究发现，姜黄素在抑制自发性高血压大鼠脑缺血再灌注导致的海马神经元凋亡时，C—Jun 氨基末端激酶蛋白的表达下调，提示该抑制机理与下调 C—Jun 氨基末端激酶蛋白的表达有关。不只是抑制神经细胞凋亡，另一方面姜黄素对神经胶质细胞的增生和分化也有较大影响。姜黄素能通过降低谷氨酸合成酶，增加 2,3 - 环核苷酸 3′ - 磷酸水解酶的合成抑制星型胶质细胞的增生，增加少突胶质细胞活性和表达，进而起到改善阿尔茨海默病病症的作用。

（二）抗炎症

如前所述，神经细胞的炎症反应也是阿尔茨海默病的发病机制之一，主要特征为以小胶质细胞、星形细胞、促炎物质的增多为特征。多项研究表明，姜黄素可以抑制环氧化酶（COX2）、磷酸酯酶、脂多糖（LPS）、肿瘤坏死因子

TNF2 α 引起的星型胶质细胞诱生型一氧化氮合酶、转录因子和膜磷脂的有关酶类，从而抑制 AP21、NF2κB、NO、肿瘤坏死因子 TNF、白介素 IL2 β（白介素 β）以及白介素 21 等促炎物质的活性，从而抑制小胶质细胞和星型细胞对神经元的伤害。对于 β – 淀粉样蛋白诱导的 Erg21 蛋白的表达和 THP – 1 单核细胞 Erg21 DNA 的结合活性，姜黄素也有抑制作用，进而抑制外周单核细胞和 THP – 1 单核细胞趋化因子的表达，从而降低炎症反应。

（三）抗氧化

姜黄素的抗氧化作用不容忽视，它是一种天然的抗氧化剂。在自由基清除过程中作为供氢体，可直接清除自由基，效果甚至优于维生素 E。姜黄素与 Cu^{2+} 的螯合物对脑内自由基也有一定的清除作用。多项研究发现，姜黄素对氧化应激的影响主要是通过上调核转录因子 Nrf2 的表达，使得诸如谷胱甘肽 S – 转移酶、血红素加氧酶等抗氧化酶含量增加，丝裂原活化蛋白激酶信号通路及谷氨酸毒性受到抑制，从而起到保护神经细胞的作用。

（四）抑制 β – 淀粉样蛋白生成

姜黄素对 β – 淀粉样蛋白的直接作用也日益受到关注。姜黄素经摄入后能通过血脑屏障直接与 β – 淀粉样蛋白结合，并改变 β – 淀粉样蛋白芳香族末端结构，从而阻止 β – 淀粉样蛋白的集结和纤维化；另有研究发现，姜黄素可能通过对淀粉样蛋白前体成熟度的影响，抑制淀粉样蛋白前体代谢而间接减少 β – 淀粉样蛋白生成的可能性；姜黄素也有可能通过对免疫系统的调节来抑制 β – 淀粉样蛋白，有研究发现用姜黄素处理过的巨噬细胞比没有处理过的巨噬细胞清吞由 β – 淀粉样蛋白沉积的淀粉样斑块的能力增强了许多。此外，姜黄素对金属离子和小胶质细胞的影响也间接抑制了 β – 淀粉样蛋白的生成与聚集。

四、其他与阿尔茨海默病相关的活性物质作用

（一）抗氧化物质

β – 淀粉样蛋白的沉积可诱导神经细胞通过不同的途径产生活性氧和氧自由基，引起细胞氧化损伤，最终导致神经元的损害、认知功能障碍以及阿尔茨海默病患者的多种行为与心理症状。因此寻找一种抗氧化剂，以阻断细胞的氧化损伤，从而减轻 β – 淀粉样蛋白诱导的氧化应激反应，可能为阿尔茨海默病的治疗提供新的切入点。下面具体介绍几种在目前科研中应用的与 β – 淀粉样蛋白相关的抗氧化生物活性物质。

白藜芦醇是一种天然的抗氧化剂，可降低血液黏稠度，抑制血小板凝结和血管舒张，保持血液畅通，可预防癌症的发生及发展，具有抗动脉粥样硬化和冠心病、缺血性心脏病、高血脂的作用，可抑制肿瘤，还可用于治疗乳腺癌等

疾病。近年，有研究者以不同浓度白藜芦醇预处理星形胶质细胞，再经 β - 淀粉样蛋白损伤后，发现 10、100μmol/L 白藜芦醇可降低细胞损伤后胞内 ROS 水平，提示 10、100μmol/L 白藜芦醇对 β - 淀粉样蛋白损伤的星形胶质细胞具有保护作用。

1. 丁苯酞

丁苯酞，即 dl - 3 - 正丁基苯酞（NBP）是我国成功研制出的具有自主知识产权的治疗急性缺血脑卒中的一类化学新药，是从芹菜种籽中提取的左旋丁苯酞（L - NBP）的人工消旋体。丁苯酞为脂溶性药物，因此可以直接通过血脑屏障发挥作用。它具有改善脑微循环、降低缺血性卒中的发病率、抑制血小板聚集和抗凝血、改善线粒体功能、减少氧化损伤、减少神经细胞凋亡等作用。体外细胞实验证实丁苯酞对 β - 淀粉样蛋白$_{25\sim35}$诱导 PC12 细胞产生的损伤具有保护作用，并在一定剂量范围内呈正相关，尤以 10μmol/L 时作用最强，超过 10μmol/L 时保护作用反而减弱。同时丁苯酞可以降低丙二醛活力，从而降低脂质过氧化的作用，并提高超氧化物歧化酶活力，以清除自由基、抑制氧化应激进而保护线粒体的作用。化学结构如下：

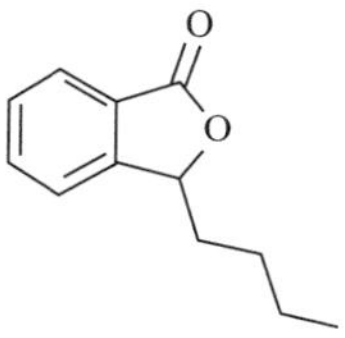

丁苯酞

2. 葛根素

葛根素为黄酮类物质，来源于豆科植物葛根。化学名称为 8 - β - D - 葡萄吡喃糖 - 4′,7 - 二羟基异黄酮或者 4,7 - 二羟基 - 8β - D 葡萄糖基异黄酮，为白色针状结晶粉末，熔点为 187℃。甲醇中溶解，乙醇中略溶，水中微溶，氯仿或乙醚中不溶。化学结构如下：

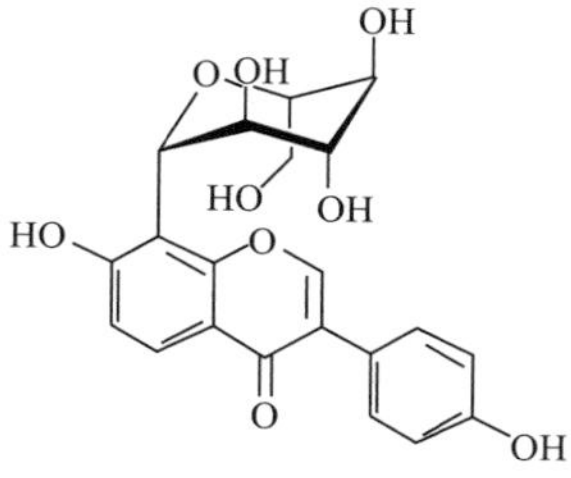

葛根素

葛根素具有提高免疫、增强心肌收缩力、保护心肌细胞、降低血压、抗血小板聚集等作用。在抗氧化方面，体外细胞实验结构显示用葛根素（0.1、1、10μmol/L）预处理能降低由 β - 淀粉样蛋白$_{25\sim35}$诱导的 PC12 细胞内活性氧的产生，且低浓度葛根素作用最为明显。提示葛根素对 β - 淀粉样蛋白$_{25\sim35}$诱导的活性氧的产生有一定的抑制作用。

3. 广藿香醇

广藿香醇（PA）是广藿香的活性成分，在其挥发油含量中占 52% ~57%。为三环倍半萜类化合物。熔点为 55 ~56℃，消旋体熔点为 39 ~40℃，沸点为 140℃（1.06kPa），不溶于水，溶于醇、醚和常用有机溶剂。化学结构如下：

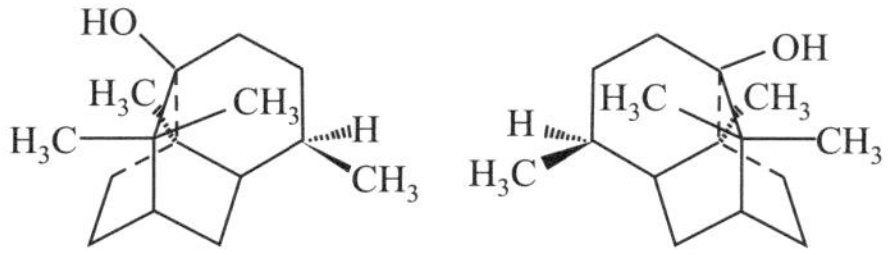

广藿香醇

经研究发现，广藿香醇也具有保护神经的作用，β - 淀粉样蛋白$_{25\sim35}$会导致 SH - SY5Y 细胞中活性氧产生增多，而不同浓度广藿香醇预处理 6h 可以减少 β - 淀粉样蛋白$_{25\sim35}$引起的活性氧水平升高，其中 5μg/mL 浓度作用效果最为显著。

4. 五味子酮

多项研究显示，华中五味子酮具有较强的抗氧化作用，其作用强于维生素E。以 100μmol/L 五味子酮与 1μmol/L β - 淀粉样蛋白$_{25\sim35}$共同作用海马神经元 48h 后，神经元内活性氧含量明显高于空白对照组，但明显低于 β - 淀粉样蛋白$_{25\sim35}$处理模型组，即作为抗氧化剂五味子酮对 β - 淀粉样蛋白$_{25\sim35}$引起神经元细胞的氧化损伤有一定的保护作用。化学结构如下：

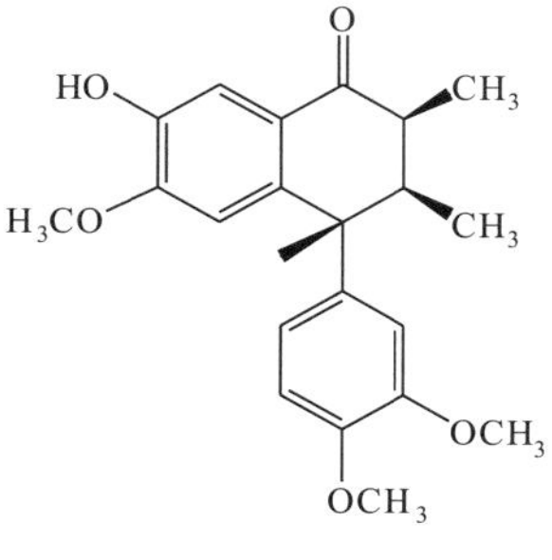

五味子酮

5. 红景天苷

红景天苷来源于景天科植物大花红景天的干燥根及根茎，为浅棕色粉末，味甜，极易溶于水，易溶于甲醇，溶于乙醇，难溶于乙醚。化学结构如下：

红景天苷

红景天苷具有增强免疫力、消除忧郁感、保护心血管、抗癌症等作用。现在许多研究者将该物质应用到了抗氧化作用研究上，利用 SH – SY5Y 细胞为研究对象，测定氧化反应相关酶以及活性氧的变化情况，结果发现在 β – 淀粉样蛋白$_{25\sim35}$处理 24h 后抗氧化酶 Trx、HO – 1 和 PrxI 的 mRNA 水平下降，而经过红景天预处理后抗氧化酶的表达量显著增加，尤其是 HO – 1。将 SH – SY5Y 细胞暴露在 $25\mu mol/L$ β – 淀粉样蛋白$_{25\sim35}$中细胞内活性氧的生成在 24h 内显著增加，而提前用红景天预处理的细胞则避免了活性氧的积累。

6. 南岭柞木苷 G

南岭柞木苷 G 是一种从南岭柞木的茎中分离出来的一种新化合物。化学结构如下：

南岭柞木苷 G

南岭柞木苷 G 的药理学活性目前罕见报道。已有的报道称体外细胞试验中南岭柞木苷 G 能够使 PC12 细胞避免过氧化氢诱导的氧化应激损伤。活性氧荧光检测试剂盒（DCFH – DA）荧光结果显示 $25\mu mol/L$ β – 淀粉样蛋白$_{25\sim35}$加速了细胞内活性氧的形成，荧光强度增加明显；而经 $10\mu mol/L$ 南岭柞木苷 G 预处理的 PC12 细胞则抑制了荧光强度的增加，暗示南岭柞木苷 G 能够减少 β – 淀粉样蛋白$_{25\sim35}$诱导的 PC12 细胞内活性氧生成。

7. 大豆异黄酮

大豆异黄酮（SIF）是一类存在于豆科植物中的天然活性成分，是大豆生长过程中形成的一类次生代谢物，被称为植物雌激素，具有异黄酮类化合物的典型结构。在大豆中的异黄酮主要有三种：染料木苷、大豆苷和 6 - 甲氧基大豆苷也称黄豆黄苷，其总量约占大豆重的 0.25%。研究表明，大豆异黄酮特别是其中的染料木苷和黄豆黄苷，具有抗氧化、抗肿瘤、改善心血管功能、提高机体免疫力等功效。大豆异黄酮在预防和治疗慢性退行性疾病方面也有重要意义，已引起广泛关注。

有研究发现，大豆异黄酮对大鼠的认知和记忆能力有改善作用。其原因可能与大鼠海马区脑源性神经营养因子（BDNF）及其受体表达有关，但同时也与大豆异黄酮的抗氧化能力密不可分。对 β - 淀粉样蛋白介导的 SD 大鼠分别给予低、中、高剂量的大豆异黄酮，同时设置了阳性对照组、假手术组和模型组，分别灌以维生素 E 和等量的 0.5% 羧甲基纤维素钠（阳性对照组和假手术组无 β - 淀粉样蛋白介导）。用 Morris 水迷宫实验检测大鼠学习记忆能力后，处死大鼠以观察病理形态学改变，同时检测血清和脑组织中抗氧化指标——超氧化物歧化酶、谷胱甘肽过氧化物酶、丙二醛等的水平。结果发现，与模型组相比，大豆异黄酮各剂量组及阳性对照组大鼠的行为能力均明显提高，海马区 β - 淀粉样蛋白$_{25\sim35}$免疫反应阳性产物的表达较减少，大豆异黄酮中、高剂量组及阳性对照组血清和脑组织超氧化物歧化酶和谷胱甘肽过氧化物酶活性有不同程度增加，丙二醛含量则有不同程度的降低；而与阳性对照组相比，大豆异黄酮中、高剂量组的大鼠行为能力明显较好，大豆异黄酮高剂量组海马区 β - 淀粉样蛋白$_{25\sim35}$免疫反应阳性产物的表达明显减少，对血清和脑组织中超氧化物歧化酶活力的提高以及丙二醛含量的降低效果较好，对血清中谷胱甘肽过氧化物酶活力的提高较明显，不过对脑组织中谷胱甘肽过氧化物酶活力的影响无统计学上的差异。由此可见，大豆异黄酮能提高机体抗氧化能力，改善 β - 淀粉样蛋白$_{25\sim35}$所致阿尔茨海默病模型大鼠的行为能力，其原因可能是通过氧化还原状态的改善发挥了神经保护作用。

大豆异黄酮的另一主要成分之一——染料木素也具有较强的雌激素效能和多酚结构所表现出的抗氧化作用。在抗氧化应激损伤方面，β - 淀粉样蛋白$_{25\sim35}$能够引起模型组 SD 大鼠脑组织超氧化物歧化酶及谷胱甘肽过氧化物酶活力明显降低，丙二醛含量明显升高，而染料木素组 SD 大鼠脑组织超氧化物歧化酶及谷胱甘肽过氧化物酶活力较模型组升高，丙二醛含量较模型组降低。也就是说染料木素能保护海马神经细胞免受 β - 淀粉样蛋白损伤，这种作用可能与改善机体氧化还原状态，提高抗氧化水平有关。

8. 他汀类降脂药物

他汀类降脂药物对细胞内氧化应激的调节在阿尔茨海默病的病理过程中也起着十分重要的作用。研究证实，他汀类药物可通过减少超氧化物量、调节超氧化物歧化酶水平、上调 α7 型烟碱受体和 M1 型毒蕈碱受体来起到较好的抗氧化作用，进而发挥神经保护作用。

9. 石杉碱甲

石杉碱甲是从石杉科植物蛇足石杉（又称千层塔）中分离到的一种石松类生物碱有效单体。化学结构如下：

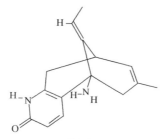

石杉碱甲

研究发现，石杉碱甲能明显提高 β–淀粉样蛋白介导的神经细胞的抗氧化酶活力，降低丙二醛水平，表明石杉碱甲可能通过加快氧自由基清除、减少自由基损伤来对抗 β–淀粉样蛋白毒性。另外，石杉碱甲也能明显改善衰老过程中伴随的氧化应激，对过氧化氢引起的抗氧化酶活力下降以及脂质过氧化产物增加等有抑制作用。整体动物水平研究发现石杉碱甲能明显降低老年雄性大鼠的丙二醛水平和异常增高的 Mn–超氧化物歧化酶活力，对衰老造成的自由基系统紊乱有调节作用，这与其能提高阿尔茨海默病模型大鼠体内低于正常水平的超氧化物歧化酶活力相左，暗示石杉碱甲可能对超氧化物歧化酶有着双向调节作用。

10. 尼古丁

尼古丁是烟碱的俗名，它是一种天然的抗氧化剂。化学结构如下：

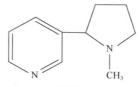

尼古丁

尼古丁可以减少 β–淀粉样蛋白在淀粉样蛋白前体 V717I 转基因小鼠海马和皮层区的沉积。尼古丁受 α7 nAChRs 神经信号通路介导，通过抑制 MAPK 的激活抑制 NF–κB 和 C–Myc 的活化，导致诱导型一氧化氮合酶（iNOS）和一氧化氮（NO）生成下调，减轻神经元自由基损伤。

11. 丹参

丹参中多种成分对阿尔海默茨病的防治有重要意义。丹参酸类化合物，可较好地抗氧化、抗脑缺血、抑制一氧化氮合成酶，抑制 β – 淀粉样蛋白纤维形成，从而保护神经细胞；丹参酮和丹参素，能通过改善微循环，抑制血小板释放反应，促进纤维蛋白原降解等作用，防治因脑部小梗死而引发的老年性痴呆，同时丹参酮对一氧化氮合酶的表达有一定的抑制作用，可增加血流量，对缺血引起的神经细胞损伤，主要是氧化应激损伤有改善效果。

12. 褪黑激素

褪黑激素是南松果体分泌的一种激素类活性物质。褪黑激素具有较强的抗氧化性能，对自由基有较好的清除作用，是一种内源性自由基清除剂，对抗衰老及老年痴呆的防治有积极意义。

（二）用于调节金属离子作用的活性物质

1. 螯合铜、铁、锌离子

多项研究显示一些金属离子，特别是过渡态金属离子与 β – 淀粉样蛋白的相互作用而呈现一定的神经细胞毒性，甚至增加 β – 淀粉样蛋白的神经毒性，因此，开发铜、铁、锌金属螯合剂成为阿尔茨海默病治疗的有效策略之一。目前已经有相关研究提出了一些可应用于以阿尔茨海默病治疗为目的金属离子螯合剂。

（1）氯碘羟喹（CQ）是一种 8 – 羟基喹啉衍生物，它的化学名称为 5 – 氯 – 7 – 碘 – 8 – 羟基喹啉。氯碘羟喹能很好的螯合铜、锌金属离子，并分别形成 2∶1 化学计量的结合物。在含有 Ca^{2+} 和 Mg^{2+} 的生理缓冲液中，氯碘羟喹对 Cu 的螯合能力要大于 Zn。Zn 对氯碘羟喹的结合常数与其对 β – 淀粉样蛋白的结合常数相近，这提示氯碘羟喹在阿尔茨海默病治疗中更可能的是与 Cu^{2+} 形成金属复合物。氯碘羟喹通过螯合 Cu^{2+} 阻碍 β – 淀粉样蛋白的进一步聚集和络合物产生的氧化毒性，它同时改变细胞内金属离子的水平，从而增加了降解 β – 淀粉样蛋白的金属蛋白酶来减少 β – 淀粉样蛋白的生成。但是，Tg2576 转基因小鼠和人体实验显示，氯碘羟喹进入血脑屏障受到一定限制。氯碘羟喹在阿尔茨海默病治疗方面尚需进一步研究。化学结构如下：

氯碘羟喹

（2）PBT-2 也是一种 8-羟基喹啉衍生物，与氯碘羟喹相比，PBT-2 结构中没有碘离子，更易化学合成，具有高溶解性和增强血脑屏障的通透性，使之可能优于氯碘羟喹。PBT-2 可以修复额叶功能丧失和降低脑髓积液中 β-淀粉样蛋白的水平。PBT-2 能够与 Cu、Zn 离子分别形成金属螯合物。PBT-2 可以捕获 β-淀粉样蛋白-Cu/Zn 寡聚体中的 Cu^{2+}、Zn^{2+}，降低 β-淀粉样蛋白的聚集行为。另外，PBT2 通过转运胞外的 Zn^{2+}、Cu^{2+} 至胞内，能诱导抑制糖原合酶激酶 $3\alpha/\beta$ 磷酸化，增加细胞基质中金属蛋白酶的表达。PBT-2 已经成功的应用与临床 II 期的实验，可以降低脑脊髓液中 β-淀粉样蛋白的水平并且帮助受试患者提升认知能力。更重要的是，临床 II 期的实验证明 PBT-2 同样减少了磷酸化的 Tau 蛋白。但是有研究显示 PBT-2 对于血浆中金属离子的聚集没有显著的抑制效果，因此认为它可能的作用机理是作为一种恢复金属离子的稳态平衡剂而不作为螯合剂。化学结构如下：

PBT-2

除 Cu^{2+}、Zn^{2+} 外，近年来 Fe^{3+} 在阿尔茨海默病病程发展中的作用也逐渐成为阿尔茨海默病研究的热点之一。因此人们筛选了一些化学合成药物，开发了出多种铁离子螯合剂来改善阿尔茨海默病症状，其中研究较早的是去铁胺。去铁胺，又称去铁敏，属于羟肟酸络合剂，羟肟酸基团与游离或蛋白结合的 Fe^{3+} 和 Al^{3+} 形成稳定、无毒的水溶性铁胺和铝胺复合物。去铁胺对 Fe^{3+} 及 Fe^{2+} 均有较强的螯合能力，能清除铁蛋白和含铁血黄素中的铁离子，但对转铁蛋白中的铁离子清除作用不强，更不能清除血红蛋白、肌球蛋白和细胞色素中的铁离子。研究表明应用去铁胺后，阿尔茨海默病患者缓解症状，记忆力和行为改善。但由于去铁胺的组织特异性差、跨血脑屏障能力较差及有多种不良反应，其实际应用受到一定的限制。

其他铁螯合剂还包括 VK-28、DP-109、Feralex-G 等，均可降低脑铁等金属离子含量，减少淀粉样蛋白聚集，对阿尔茨海默病的治疗有效。另外，有报道，天然植物来源的铁螯合剂是包括植物酚类（如儿茶素、槲皮素、葛根素、柚皮素、金雀异黄素）及多酚类物质（如没食子儿茶素没食子酸酯、姜黄素）对铁离子有较好的螯合能力，是潜在的阿尔茨海默病治疗药物。

2. 调节钙平衡

1984 年 Khachaturian 提出并在后续的十年中完善钙离子平衡失衡假说认为神经细胞内一定浓度的 Ca^{2+} 是维持神经细胞和神经组织正常功能所必须的，而细胞内 Ca^{2+} 浓度的持续升高会导致神经元的损伤，经研究发现胞内 Ca^{2+} 的稳态失衡是阿尔茨海默病神经性病变的最后共同通路。近年的许多实验研究也表明细胞内 Ca^{2+} 浓度的持续升高会导致激活 Ca^{2+} 依赖蛋白酶，结果是一方面诱导引发兴奋性递质谷氨酸的释放，另一方面诱导 Tau 蛋白过磷酸化。因此 Ca^{2+} 过度内流可能是细胞结构基本损害和最终死亡的原因。另一方面，阿尔茨海默病一些致病机理的下游作用途径之一也是通过促进大量 Ca^{2+} 内流而加剧神经细胞的凋亡。例如，有研究表明，在体外脂质体体系中，β-淀粉样蛋白能够重组到磷脂双层质膜中，并形成对 Ca^{2+} 及其他一些阳离子具有通透能力的离子通道。因此，以 Ca^{2+} 失衡所引起的一系列变化最终导致甚至加剧阿尔茨海默病的病理性改变，如老年斑、神经元纤维缠结等，成为其神经性病变的通路。因此，采用 Ca^{2+} 拮抗剂抑制胞内 Ca^{2+} 浓度的异常升高是抑制 β-淀粉样蛋白神经毒性，减缓阿尔茨海默病疾病发展的有效途径。目前已经开发出了阿尔茨海默病治疗相关的 Ca^{2+} 拮抗剂药物，并在天然资源中也寻找到了一些有效的活性物质拮抗的作用。

（1）尼莫地平属双氢吡啶类钙拮抗剂，是目前广泛引用临床的阿尔茨海默病治疗药物。它容易通过血脑屏障而作用于脑血管及神经细胞。可以选择性地作用于脑血管平滑肌，扩张脑血管，增加脑血流量，显著减少因血管痉挛引起的缺血性脑损伤。和成年大鼠相比，老年大鼠的有髓神经纤维数量和密度均明显减少，而尼莫地平可使之恢复到成年鼠的水平，增强老年大鼠中枢神经系统的可塑性，改善其学习记忆功能。主动和被动回避反应动物学习记忆实验表明，灌胃给药 $0.05 \sim 0.1 \, mg/kg \, bw$ 尼莫地平能提高大鼠的主动和被动回避性条件反应能力。继而，随机、双盲临床实验表明，使用 $90 \, mg/d$ 和 $180 \, mg/d$ 剂量尼莫地平 12 周和 24 周后，阿尔茨海默病患者的日常生活活动、认知能力均有较明显的提高。安全性和耐受性观察和评价结果表明，尼莫地平耐受性好，没有明显的副作用。但是，尼莫地平是 L 型钙离子通道拮抗剂，其对重度阿尔茨海默病患者的治疗作用不明显。化学结构如下：

尼莫地平

（2）维拉帕米是一种苯烷基胺类 Ca^{2+} 拮抗剂，原广泛地用于治疗心血管疾病，近年来有不少文献报道维拉帕米可应用于阿尔茨海默病的治疗。动物实验表明，维拉帕米可以改善阿尔茨海默病模型动物的行为障碍，改善动物学习和记忆能力。有研究观察了维拉帕米对电击双侧基底核造成的阿尔茨海默病大鼠模型的行为障碍的改善作用。在基底核损伤 24h 后，连续 8d 注射维拉帕米，第 13 天进行包括主动回避实验、旷场试验、电击攻击实验、非条件性学习记忆测试等动物行为学实验，结果表明，2.5mg/kg bw 和 5.0mg/kg bw 剂量的维拉帕米可显著改善阿尔茨海默病模型的主动回避及旷场能力，并减轻抑郁行为，但对攻击行为并无改善作用。化学结构如下：

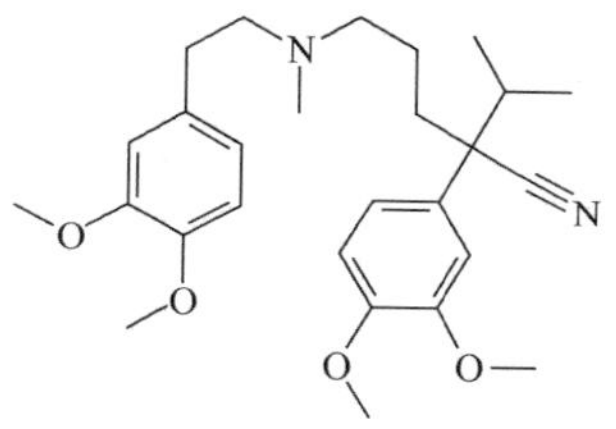

维拉帕米

（3）氟桂利嗪是一种新型的哌嗪类 Ca^{2+} 拮抗剂，通过阻滞细胞膜的钙离子通道可防止应激条件下过量 Ca^{2+} 内流。盐酸氟桂利嗪能通过血脑屏障，选择性扩张脑血管，预防缺血、缺氧引起神经细胞内 Ca^{2+} 超负荷所致细胞损害。临床应用表明，采用 5～10mg/d 氟桂利嗪药物治疗 2 个月后，根据简易精神状态量表测评结果，痴呆患者（包括阿尔茨海默病和血管性痴呆）的认知和智能障碍得到明显改善，与对照组比较有显著差异，未见明显副作用。化学结构如下：

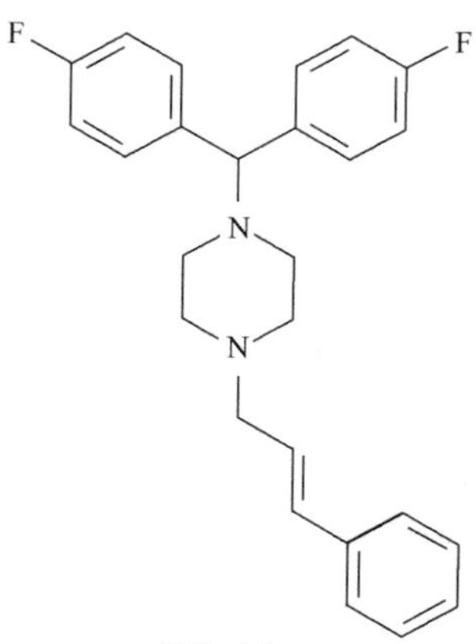

氟桂利嗪

（4）粉防己碱是从防己科植物粉防己的干燥块根中提取的一种双苄基异喹啉类生物碱。实验证实，粉防己碱对脑缺血损伤有明显的保护作用，能浓度依赖性地缩短由缺氧诱导的 L - 型和 N - 型钙离子通道的长时间开放，减少 Ca^{2+} 内流，从而减轻细胞内 Ca^{2+} 超载引起的损伤。细胞实验表明，粉防己碱能选择性地防止 β - 淀粉样蛋白诱导的 SK - N - SH 神经母细胞瘤细胞的细胞毒作用。动物实验表明，粉防己碱通过抑制 NF - κB 的活化改善阿尔茨海默病模型鼠的空间记忆障碍及海马神经元炎症反应。化学结构如下：

粉防己碱

（三）与胆碱能系统相关的活性物质

胆碱能系统与阿尔茨海默病密切有关，其功能降低是导致阿尔茨海默病的主要原因。目前阿尔茨海默病临床应用的较广的药物主要为此作用途径。通过改善乙酰胆碱的分泌，而改善阿尔茨海默病的临床症状，而类似作用的天然产物也备受关注。

1. 阿曲库铵

阿曲库铵又称他克林，是 1993 年经美国食品和药物管理局批准的首个用于轻、中度阿尔茨海默病治疗的非选择性可逆性乙酰胆碱酯酶（AchE）抑制剂和丁酰胆碱酯酶抑制剂。该药物的药理机理是通过抑制乙酰胆碱酯酶减缓大脑皮层中枢神经释放的乙酰胆碱（Ach）降解，增加乙酰胆碱的水平，改善阿尔茨海默病患者的认知功能。但由于其具有一定的肝毒性，并服药量较大，现在已极少在临床上应用。化学结构如下：

阿曲库铵

2. 多哌奈齐

多哌奈齐，是 1997 年获美国食品和药物管理局批准上市的一种可逆性中枢性乙酰胆碱酯酶抑制剂。可高选择性的抑制皮层和海马区等大脑认知功能相关区域突触后膜的乙酰胆碱酯酶对乙酰胆碱的水解作用，增加突触间乙酰胆碱的水平，从而增加胆碱能神经传导活性，改善学习和记忆功能，达到治疗目的。同时它还可以降低脑组织中 β - 淀粉样蛋白的水平，降低淀粉样斑块数量及分布，并显著提高模型动物齿状回分子层面中的突出密度。多哌奈齐是胆碱酯酶抑制剂中唯一具有显著神经元保护作用的药物。化学结构如下：

哆哌奈齐

3. 利斯的明

利斯的明又称卡巴拉汀，是毒扁豆碱的氨基甲酸衍生物，是第二代治疗阿尔茨海默病的乙酰胆碱酯酶抑制剂，2000 年获美国食品和药物管理局批准用于治疗轻、中度阿尔茨海默病。一方面可以高选择性抑制皮层和海马区域的乙酰胆碱酯酶，提高胆碱功能；另一方面在早期阶段可通过影响淀粉样蛋白前体的代谢，减少 β - 淀粉样蛋白产物的生成，从而减弱 β - 淀粉样蛋白对神经系统的毒性作用。临床研究证实，该药物不仅可改善轻、中度阿尔茨海默病患者的临床症状，而且对晚期重症阿尔茨海默病患者的疗效更显著。此外，临床研究结果表明，对于伴随阿尔茨海默病的精神性和非精神性障碍的治疗也有较好的耐受性。化学结构如下：

利斯的明

4. 加兰他敏

加兰他敏是从石蒜属植物——雪花莲根茎中提取的一种生物碱。2001 年经美国食品和药物管理局批准作为第二代乙酰胆碱酯酶抑制剂应用于阿尔茨海默病临床治疗。它选择性的抑制神经细胞中乙酰胆碱酯酶，提高脑内乙酰胆碱浓度，提高胆碱能神经元功能；另一方面是通过活化 N 型乙酰胆碱受体

（nAchRs），正面调控 nAChRs，增强乙酰胆碱的生理功能。可以显著改善阿尔茨海默病患者的认知功能，并提高患者的日常生活能力，对轻、中度阿尔茨海默病患者疗效显著，但有研究认为加兰他敏不适用于重度阿尔茨海默病患者。化学结构如下：

加兰他敏

5. 黄皮酰胺

黄皮酰胺是从芸香科植物——黄皮中提取的一种活性物质。有研究发现，黄皮酰胺可通过增强谷氨酸突触传递和长时程增强的幅度，达到中枢胆碱系统功能提高、海马突数和神经纤维末梢突触增多以及促进脑内蛋白质合成等效果，从而对老年痴呆症的防治起到积极作用。

6. 大豆异黄酮

有研究发现，大豆异黄酮除抗氧化作用外，对胆碱能系统也有积极作用。研究认为与 β-淀粉样蛋白$_{25\sim35}$介导的阿尔茨海默病模型组相比，大豆异黄酮组海马锥体细胞排列较整齐、均匀，结构尚清晰，形态基本正常，海马乙酰胆碱转移酶（ChAT）活力明显提高，但乙酰胆碱酯酶活力变化不明显。

7. 石杉碱甲

前述石杉碱甲还可通过抑制乙酰胆碱酯酶活力以增加乙酰胆碱水平、抗细胞凋亡、抗氧化应激等以保护神经细胞等途径，对增强记忆、改善记忆损伤、提高脑力活动效率、治疗和预防阿尔茨海默病有积极作用。具体的分子机制可能是石杉碱甲对脑内乙酰胆碱酯酶有较高的选择性抑制作用，能与乙酰胆碱酯酶可逆性结合，使之失去水解乙酰胆碱的作用，并能透过脑血屏障进入中枢，分布在与学习记忆有关的神经通路区域，提高脑内乙酰胆碱水平，从而改善阿尔茨海默病患者症状。

8. 贯叶金丝桃素

贯叶金丝桃素是脂溶性化合物，为贯叶连翘花枝的生物活性物质之一，已应用于抗抑郁治疗，目前研究的热点为抗阿尔茨海默病、抗肿瘤等。因其结构具有特殊性，对光、热和氧气不稳定，因此其稳定的衍生物更具有重要意义。衍生物四氢贯叶金丝桃素经动物实验表明可以改善认知行为和 β-淀粉样蛋白的聚集，其可能的机理是通过削弱 β-淀粉样蛋白与乙酰胆碱酯酶的相互作用来降低脑内淀粉样斑块中乙酰胆碱酯酶的含量，从而降低乙酰胆碱酯酶－β－淀粉样蛋白复合物的神经毒性。化学结构如下：

贯叶金丝桃素

9. 人参皂苷

人参皂苷可改善多种实验动物模型的学习记忆障碍，提高动物的学习记忆能力，如前所述其抗氧化活性是作用机理之一，同时还可通过增加乙酰胆碱的合成与释放、增加 M 胆碱受体数量、提高乙酰胆碱转移酶的活力，改善胆碱系统的调节功能。

10. 毒扁豆碱

毒扁豆碱是从非洲的毒扁豆种子中提取的生物碱，是一种可逆的、非特异性乙酰胆碱酯酶抑制剂，是 20 世纪 80 年代开始着手研发的第一代阿尔茨海默病治疗药物。它可以显著改善老年痴呆模型鼠的空间学习记忆能力，显著降低 β－淀粉样蛋白$_{40}$ 和 β－淀粉样蛋白$_{42}$ 含量，但对于淀粉样蛋白前体水平无显著性影响。化学结构如下：

毒扁豆碱

11. 其他活性物质

雌激素可通过增加乙酰胆碱转移酶 mRNA 的表达，增加乙酰胆碱的合成和释放，通过改善胆碱能神经元的功能达到治疗阿尔茨海默病的目的。流行病学研究提示，雌激素替代疗法可降低绝经后妇女的痴呆发生危险。蛇床子素从伞形科植物蛇床子中提取而来，对脑内胆碱酯酶有抑制效果，从而可起到改善记忆的作用。

（四）兴奋性和抑制性递质功能调节物质

1. 美金刚

美金刚，商品名为美金刚胺，化学名称为 1 - 氨基 - 3,5 - 二甲基金刚烷胺盐酸盐。2003 年获美国食品和药物管理局批准上市，是目前临床应用的治疗中度或重度阿尔茨海默病的药物。它是一种电压依赖性、中等亲和力度的非竞争性 N - 甲基 - D - 天冬氨酸受体拮抗剂，但由于抑制效果比较平缓而不影响 N - 甲基 - D - 天冬氨酸受体的正常生理活性，可在谷氨酸慢性刺激的情况下保护兴奋性毒性物质、谷氨酸浓度病理性升高导致的神经元损伤。研究显示，美金刚对 β - 淀粉样蛋白聚集没有抑制作用，但是它表现出来的抗 β - 淀粉样蛋白神经毒性的神经保护活性可能是通过激活 γ - 氨基丁酸（GABA）受体，减轻兴奋性毒性实现的。化学结构如下：

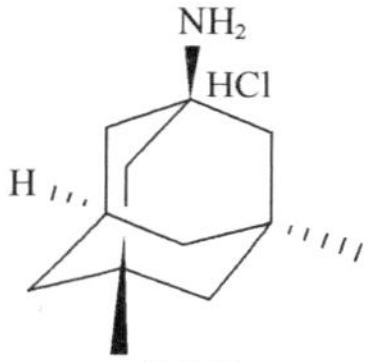

美金刚

2. L - 茶氨酸

L - 茶氨酸化学名称为 N - 乙基 - γ - 谷氨酰胺，是茶叶中特有的一种氨基酸衍生物。经研究，其具有降血压、抗疲劳、抑制肿瘤细胞、抗氧化、抗抑郁的作用、改善认知行为等生物活性。近期研究发现，在淀粉样蛋白前体转基因细胞模型上，L - 茶氨酸可表现出 N - 甲基 - D - 天冬氨酸受体阻断剂相似的神经保护作用，即显著性降低由谷氨酸诱导的细胞凋亡，可能的机理是抑制 C - Jun 氨基末端激酶和 Caspase - 3 途径，或者阻断谷氨酸转运载体（GlnT）介导的谷氨酸转运。这些都为其应用于阿尔茨海默病治疗提供了一些线索。化学结构如下：

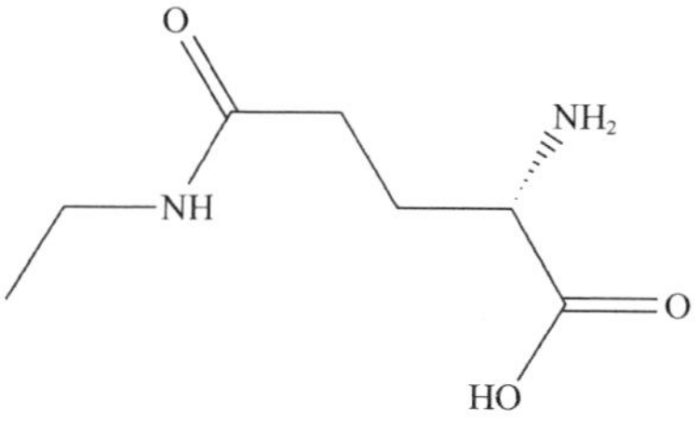

L-茶氨酸

3. 牛磺酸

牛磺酸又称 β - 氨基乙磺酸。它是一种不参与蛋白质合成但却在体内大量游离存在的氨基酸衍生物，具有广泛的生理活性，如提高机体抗疲劳程度、调节免疫能力、调节脂代谢、促进神经系统生长发育等。多项实验证据表明牛磺酸可以通过激活 γ - 氨基丁酸受体，在一定程度削弱由 β - 淀粉样蛋白引发的兴奋性神经毒性。化学结构如下：

牛磺酸

（五）降低脂质成分含量的物质

经体内、体外实验证实，已有多种脂质成分（胆固醇、鞘磷脂、鞘糖脂、反式脂肪酸等）与淀粉样蛋白相关，但是对于脂质代谢干扰的治疗策略仍仅限于以降低胆固醇为目标的活性成分，其他活性物质尚在研究之中。

他汀类药物是胆固醇合成途径中的限速酶——羟甲基戊二酰辅酶 A（HMG – CoA）的特异性抑制剂，化学结构为类似于羟甲基戊二酰辅酶 A 的羟甲基戊二酸，最早发现于某些霉菌中（如洛伐他汀最早发现于土霉菌中）。目前开发出来的他汀类药物包括天然他汀类药物，如洛伐他汀、辛伐他汀、普伐他汀等和人工合成他汀类药物如氟伐他汀、阿托伐他汀等。他汀类药物有降低胆固醇、抗氧化、抗炎症、调节免疫系统、改善内皮细胞功能以及神经保护等多种作用，其在阿尔茨海默病防治中的作用日益受到关注。化学结构如下：

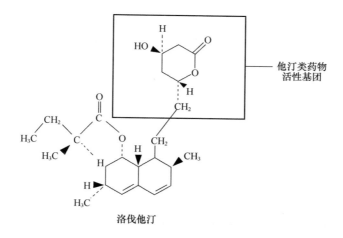

洛伐他汀

　　高胆固醇被认为是阿尔茨海默病发生发展的重要诱因之一。流行病学研究证明，血胆固醇高的老年人更易于患阿尔茨海默病。多种动物模型的研究也证明，高胆固醇水平与 β - 淀粉样蛋白生成密切相关。高胆固醇水平可增加淀粉样蛋白前体代谢过程中 β - 分泌酶的活力，促使淀粉样蛋白前体分解产生的 β - 淀粉样蛋白增多。而他汀类药物通过竞争性抑制胆固醇合成的限速酶羟甲基戊二酰辅酶 A 的活力，阻断细胞内羟甲戊酸代谢途径，使细胞内胆固醇合成减少，抑制 β - 分泌酶和 γ - 分泌酶的活力，使得 β - 淀粉样蛋白的生成被强烈抑制。此外，他汀类药物能通过抑制甲羟戊酸的合成，控制转运胆固醇的重要载体载脂蛋白 E 的异戊二烯化，进而抑制载脂蛋白 E 分泌，从而阻止老年斑的形成。

　　普罗布考（Probucol）是临床应用的一种非他汀类的调节血脂、治疗高胆固醇血症的药物，其作用机理类似于他汀类药物，通过降低胆固醇合成和促进胆固醇分解，从而降低血液中的总胆固醇和低密度脂蛋白胆固醇浓度，进而影响 β - 淀粉样蛋白生成。近期有实验首次证实普罗布考可以改善 β - 淀粉样蛋白诱导的突触和行为障碍，还可抑制 β - 淀粉样蛋白诱导的乙酰胆碱酯酶活力的降低。化学结构如下：

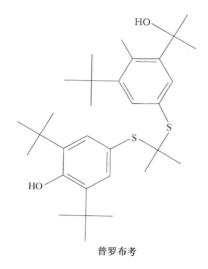

普罗布考

参考文献

［1］Thinakaran G, Koo E. Amyloid precursor protein trafficking, processing and function. The Journal of Biological Chemistry, 2008, 283 （44）: 29615 -

29619.

［2］Mei Z, Bing S, Tan X, et al. Cryptotanshinione upregulates α – secretase by activation PI3K pathway in cortical neurons. Brain Research, 2010, 1348 （2）: 165 – 173.

［3］Yu X G, Su W W, Sun G Y, et al. Effects of fatty acid unsaturation numbers on membrane fluidity and α – secretase – dependent amyloid precursor protein processing. Neurochemistry International, 2011, 58 （3）: 321 – 329.

［4］李维祖. 黄芪总苷对糖皮质激素和淀粉样蛋白协同诱导神经元的保护作用及其机制研究. 合肥: 安徽医科大学基础医学院, 2010.

［5］林旭, 黄爱玲, 洪安辉, 等. 有关阿尔茨海默病抗 β – 淀粉样蛋白的药物研究进展 ［J］. 海峡药学, 2008, 20 （10）: 1 – 5.

［6］李光武, 任振华, 唐敏, 等. 银杏叶中单体活性成分抑制 $A\beta_{1-42}$ 聚集和纤维的形成. 解剖学杂志, 2007, 30 （1）: 47 – 49.

［7］Woong L J, Kyoung L Y, Ok B J, et al. Green tea （ – ） – epigallocate-chin – 3 – gallate inhibits beta – amyloid – induced cognitive dysfunction through modification of secretase activity via inhibition of ERK and NF – kappaB pathways in mice. The Journal of Nutrition, 2009, 139: 1987 – 1993.

［8］谢慧清, 陈茹, 孙绍丹, 等. 植物雌激素染料木素抗去卵巢大鼠海马血管内 β – 淀粉样蛋白沉积研究. 实用预防医学, 2007, 14 （3）: 633 – 635.

［9］Ding Y, Qiao A Z, Goodwin J, et al. Retinoic acid attenuates beta – amyloid deposition and rescues memory deficits in an Alzheimer's disease transgenic mouse model. The Journal of Neuroscience, 2008, 28 （45）: 11622 – 11634.

［10］Lull M E, Levesque S, Surace M J, et al. Chronic apocynin treatment attenuates beta amyloid plaque size and microglial number in hAPP （751） SL mice. Plos One, 2011, 6 （5）: e20153.

［11］王晓平. 抗 Abeta 寡聚体 scFv 和白藜芦醇对 Abeta 聚集及其细胞毒性的影响研究. 银川: 宁夏大学, 2008.

［12］Tadashi U, Makiko N, Akira M, et al. Effect of sucrose on formation of the beta – amyloid fibrils and D – aspartic acids in Abeta 1 – 42. Biol Pharm Bull, 2002, 25 （3）: 375 – 378.

［13］陈丽敏. 人参皂苷 Rg1 通过 PPARγ 和 NFκB 调节 β – 分泌酶的活性减少 APP 酶切产物 β – 淀粉样蛋白的生成. 福州: 福建医科大学, 2009.

［14］杨吉平, 赖红, 方欣, 等. 人参皂苷 Rb1 对阿尔茨海默病大鼠海马结构 β – 淀粉样蛋白表达的影响. 中国组织化学与细胞化学杂志, 2008, 17 （4）: 301 – 304.

［15］肖飞，罗焕敏，李晓光，等. 五味子乙素对 M146L 细胞分泌 β - 淀粉样蛋白的影响. 中国新药杂志，2005，14（3）：290 - 292.

［16］Paris D, Ganey N J, Laporte V, et al. Reduction of β - amyloid pathology by celastrol in a transgenic mouse model of Alzheimer's disease. Journal of Neuroinflammation, 2010, 7（1）：1 - 15.

［17］Witter D P, Chen Y, Rogel J K, et al. The natural products beauveriolide Ⅰ and Ⅲ: a new class of β - amyloid lowering compounds. Chembiochem, 2009, 10（8）：1344 - 1347.

［18］Cho J K, Ryu Y B, Curtis - Long M J, et al. Inhibition and structural reliability of prenylated flavones from the stem bark of Morus lhou on β - secretase（BACE - 1）. Bioorg Med Chem Lett, 2011, 21（10）：2945 - 2958.

［19］Rezai - Zadeh K, Douglas S R, Bai Y, et al. Flavonoid - mediated presenilin - 1 phosphorylation reduces Alzheimer's disease β - amyloid production. J Cell Mol Med, 2009, 13（3）：574 - 588.

［20］郭江，陈清，周浩，等. 白藜芦醇对 β - 淀粉样蛋白诱导星形胶质细胞氧化损伤的保护作用. 热带医学杂志，2010，10（5）：531 - 533.

［21］崔玉环，张朝东，果巍，等. 丁苯酞对 $A\beta_{25 \sim 35}$ 诱导的 PC12 细胞凋亡的作用及其机制. 沈阳：中国医科大学，2010.

［22］张海英，易西南，刘亦恒，等. 葛根素对抗 $A\beta_{25 \sim 35}$ 诱导 PC12 细胞损伤的研究. 中药材，2010，33（5）：763 - 767.

［23］黄晓舞，白林，徐风华，等. 广藿香醇对 β - 淀粉样蛋白神经毒性的抑制作用. 解放军药学学报，2008，24（4）：338 - 340.

［24］孙晶，方芳，邬伟，等. 金雀异黄素对大鼠氧化应激损伤的保护作用研究. 中国微生态学杂志，2010，22（10）：894 - 896.

［25］朱嘉琦，拓西平，陈海生，等. 五味子酮对 β - 淀粉样蛋白所致神经元应激损伤的保护作用. 第二军医大学学报，2007，28（9）：1015 - 1016.

［26］Zhang L, Yu H, Zhao X, et al. Neuroprotective effects of salidroside against beta - amyloid - induced oxidative stress in SH - SY5Y human neuroblastoma cells. Neurochemistry International, 2010, 57：547 - 555.

［27］Qiao Y, Bai X F, Du Y G. Chitosan oligosaccharides protect mice from LPS challenge by attenuation of inflammation and oxidative stress. International Immunopharmacology, 2011, 11：121 - 127.

［28］Jia G, Yan Y, Chui D H. Protective effect of xylocoside G on $A\beta_{25 \sim 35}$ induced neurotoxicity in PC12 Cells. Journal of Chinese Pharmaceutical Sciences, 2009, 18：73 - 78.

［29］Xiao X Q，Wang R，Tang X C. Huperzine A and tacrine attenuate β – amyloid peptide – induced oxidative injury. J Neurosci Res，2000，61（5）：564 – 569.

［30］周永其，邓湘平，顾振纶. 石杉碱甲对氧自由基的影响. 中国野生植物资源，2004，23（2）：44 – 45.

［31］Xiao X Q，Yang J W，Tang X C. Huper zine A protects rat pheochromo-cytoma cells against hydrogen perox ide – induced injury. Neurosci Lett，1999，275（2）：73 – 77.

［32］Shang Y Z，Ye J W，Tang X C. Improving effects of huperzine A on ab-normal lipid peroxidation and superoxide dismutase in aged rats. Acta Pharmacol Sin，1999，20（9）：824 – 828.

［33］潘妹霞，李卓能，肖本熙，等. 大豆异黄酮对去势大鼠学习记忆能力改善作用. 中国公共卫生，2010，10：1265 – 1267.

［34］向丽，余焕玲，张淑华，等. 不同水平的大豆异黄酮拮抗 β – 淀粉样肽介导的大鼠空间学习记忆损伤作用. 中国食品卫生杂志，2009，21（1）：4 – 8.

［35］孙晶，魏瑞理，邹明，等. 大豆异黄酮对阿尔茨海默病模型大鼠行为学及抗氧化能力的影响. 中国临床药理学与治疗学，2010，15（10）：1122 – 1127.

［36］Sun J，HU B L，WU W. Effects of soybean isoflavones on learning and memory ability impairment and ChAT expression of hippocampus in rats induced by β – amyloidpeptide. Apoplexy and Nervous Diseases，2010，27（12）：1102 – 1104.

［37］Sun J，Shao S M，Zhao D. Effects of soybean isoflavones on cognitive a-bility and cholinergic systemin AD model rats. Prevention and Treatment of Cardio – Cerebral – Vascular Disease，2010，10（6）：421 – 424.

［38］明章银，汪丽华，陈金和. 褪黑素对大鼠局灶性脑缺血的影响. 医药导报，2002，21（11）：689 – 674.

［39］Van Duijn C M. and，Hofman A. Relation between nicotine intake and Alzheimer's disease. BMJ，1991，302：1491 – 1494.

［40］赵保路. 自由基、天然抗氧化剂与神经退行性疾病. 生物物理学报，2010，26（4）：263 – 274.

［41］Meda L，Baron P，Scarlato G. Glial activation in Alzheimer's disease：the role of Abeta and its associated proteins. Neurobiol Aging，2001，22：885 – 893.

［42］Migliore L，Fontana I，Colognato R，et al. Searching for the role and the most suitable biomarkers of oxidative stress in Alzheimer's disease and in other neurodegenerative diseases. Neurobiol Aging, 2005, 26（5）: 587 - 595.

［43］Gong Y P, G L L, Gu X S, et al. Chitooligosaccharides promote peripheral nerve regeneration in a rabbit common peroneal nerve crush injury model. Microsurgery, 2009, 29: 650 - 656.

［44］Jiang M, Zhuge X, Yang Y, et al. The promotion of peripheral nerve regeneration by chitooligosaccharides in the rat nerve crush injury model. Neurosci Lett, 2009, 454: 239 - 243.

［45］Yang Y, Liu M Y, Lin S, et al. Effect of chitooligosaccharide on neuronal differentiation of PC - 12 cells. Cell Biol Int, 2009, 33: 352 - 356.

［46］Zhou S, Yang Y, Gu X, et al. Chitooligosaccharides protect cultured hippocampal neurons against glutamate - induced neurotoxicity. Neurosci Lett, 2008, 444: 270 - 274.

［47］Je J Y, Park P J, Kim S K. Radical scavenging activity of hetero - chitooligosaccharides. Eur Food Res Technol, 2004, 219: 60 - 65.

［48］李晓晶. 日粮中添加壳寡糖对肉仔鸡促生长、免疫调节和抗氧化作用的影响. 北京: 中国农业大学, 2007.

［49］张敬晗, 金黎明, 张盼, 等. 壳聚糖及其衍生物清除羟自由基的能力. 食品与药品, 2008, 10（7）: 23 - 24.

［50］Huang R H, Rajapakse N, Kim S K. Structural factors affecting radical scavenging activity of chitooligosaccharides（COS）and its derivatives. Carbohydrate Polymers, 2006, 63: 122 - 129.

［51］Ngo D N, Lee S H, Kim M M, et al. Production of chitin oligosaccharides with different molecular weights and their antioxidant effect in RAW 264.7 cells. Journal of Functional Foods, 2009（1）: 188 - 198.

［52］刘冰. 壳寡糖及其配合物对糖尿病的作用研究. 青岛: 中国海洋大学, 2007.

［53］刘冰, 刘万顺, 韩宝芹, 等. 壳寡糖对胰岛 β 细胞的保护及其体内抗氧化作用的研究. 高技术通讯, 2007, 17（9）: 968 - 973.

［54］张光, 张秀芳, 公衍道. 壳寡糖可降低阿尔茨海默病模型细胞内活性氧水平. 生物物理学报, 2009, 25（2）: 77 - 82.

［55］张吉, 刘洪涛, 李秀英, 等. 壳寡糖对自由基的清除及对 N9 小胶质细胞的保护作用. 食品科学, 2010, 31（7）: 81 - 85.

［56］Hee - Guk B, Yong - Tae K, Pyo - Jam P, et al. Chitooligosaccharides as a novel b - secretase inhibitor. Carbohydrate Polymers, 2005, 61: 198 - 202.

［57］Khodagholi F, Eftekharzadeh B, Maghsoudi N, et al. Chitosan prevents oxidative stress – induced amyloid β formation and cytotoxicity in NT2 neurons: involvement of transcription factors Nrf2 and NF – κB. Mol Cell Biochem, 2010, 337: 39 – 51.

[58] Sun S L, Wang Q, Wang A Q, et al. Adsorption properties of Cu（Ⅱ）ions onto Nsuccinyl – chitosan and cross linked N succinyl – chitosan template resin. Biochemical Engineering Journal, 2007, 36: 131 – 138.

[59] 徐魏，戴雪伶，姜招峰. 改性壳聚糖吸附 Cu（Ⅱ）及其生物活性研究. 生命的化学，2008，28（4）：500 – 503.

[60] Xu W, Huang H C, Lin C J, et al. Chitooligosaccharides protect rat cortical neurons against copper induced damage by attenuating intracellular level of reactive oxygen species. 2010, 20（10）: 3084 – 3088.

[61] Sberna G, Sáez – Valero J, Beyreuther K, et al. The amyloid beta – protein of Alzheimer's disease increases acetylcholinesterase expression by increasing intracellular calcium in embryonal carcinoma P19 cells. J Neurochem, 1997, 69: 1177 – 1184.

[62] John H, Selkoe D J. The amyloid hypothesis of Alzheimer's disease: progress and problems on the road to therapeutics. Science, 2002, 297: 353 – 356.

[63] Yoon N Y, Ngo D N, Kim S K, et al. Acetylcholinesterase inhibitory activity of novel chitooligosaccharide derivatives. Carbohydrate Polymers, 2009, 78: 869 – 872.

[64] Lee S H, Park J S, Kim S K, et al. Chitooligosaccharides suppress the level of protein expression and acetylcholinesterase activity induced by Ab25 – 35 in PC12 cells. Bioorg Med Chem Lett, 2009, 19: 860 – 862.

[65] Huang R H, Mendis E, Kim S K. Improvement of ACE inhibitory activity of chitooligosaccharides（COS）by carboxyl modification. Bioorg Med Chem, 2005, 13: 3649 – 3655.

[66] Ngo D N, Qian Z J, Je J Y, et al. Aminoethyl chitooligosaccharides inhibit the activity of angiotensin converting enzyme. Process Biochemistry, 2008, 43: 119 – 123.

[67] Lina C W, Chena L J, Leea P L, et al. The inhibition of TNF – a – induced E – selectin expression in endothelial cells via the JNK/NF – kB pathways by highly N – acetylated chitooligosaccharides. Biomaterials, 2007, 28: 1355 – 1366.

[68] 施美君. 壳寡糖对冈田酸诱导大鼠海马神经元 Tau 蛋白过度磷酸化的保护作用. 大连：大连医科大学，2009.

[69] Maheshwari R K, Sirch A K, Gaddipati J, et al. Multiple biological ac-

tivities of eurcumin: a short review. Life Sci, 2006, 78 (18): 2081 – 2087.

[70] Ng T P, Chiam P C, Lee T, et al. Curry concumption and cognitive function in the elderly. Am J Epidemiol, 2006, 164: 898 – 906.

[71] Garcia – Alloza M, Borrelli L A, Rozkalne A, et al. Curcumin labels amyloid pathology *in vivo*, disrupts existing plaques, and partially restores distorted neurites in an Alzheimer mousemodel. J Neurochem, 2007, 102 (4): 1095 – 1104.

[72] ParkS Y, Kim H S, Cho E K, et al. Curcumin protected PC12 cells against beta – amyloid – induced toxicity through the inhibition of oxidative damage and Tau hyperphosphorylation. Food Chem Toxic, 2008, 46 (8): 2881 – 2887.

[73] Pan R, Qiu S, LU D X, et al. Curcumin improves learning and memory ability and its neuroprotective mechanism in mice. Chin Med J, 2008, 121 (9): 832 – 839.

[74] Zhao J, Zhao Y, Zheng W, et al. Neuroprotective effect of curcumin on transient focal cerebral ischemia in rats. Brain Res, 2008, 1229: 224 – 2232.

[75] 周瑞,徐春红,李军,等. 姜黄素对缺血/再灌注大鼠海马神经细胞凋亡及 NR2A、NR2B 表达的影响. 国药理学通报, 2008, 24 (10): 1314 – 1318.

[76] 陈春茹,郭慧娟,欧国昆,等. 姜黄素对自发性高血压大鼠脑缺血再灌注时海马神经元凋亡及 C – Jun 氨基末端激酶 3 和突触后密度蛋白 95 表达的影响. 中华麻醉学杂志, 2011, 31 (2): 230 – 233.

[77] 王运良,韩冰. 姜黄素对阿尔茨海默病的治疗作用. 中华实用神经疾病杂志, 2008, 11 (11): 130 – 131.

[78] LimG P, Chu T, Yang F S, et al. The curry spice curcumin reduces oxidative damage and amyloid pathology in an alzheimer transgenic mouse. J Neurosci, 2001, 21 (21): 8370 – 8377.

[79] Jiang J, Wang W, Sun Y J, et al. Neuroprotective effect of curcumin on focal cerebral ischemic rats by preventing blood – brain barrier damage. Eur J Pharmacol, 2007, 561 (1/3): 54 – 62.

[80] Santosh K S, Manoj K P, Bokyung S, et al. Curcumin, demethoxycurcumin, bisdemethoxycurcumin, tetrahydrocurcumin and turmerones differentially regulate anti – inflammatory and anti – proliferative responses through a ROS – independent mechanism. Carcinogenesis, 2007, 28 (8): 1765 – 1773.

[81] Bengmark S. Curcumin, an atoxic antioxidantand natural NF – kAPPα B, cyclooxygenase – 2, lipooxygenase, and inducible nitric oxide synthase inhibitor: a shield against acute and chronic diseases. J Parenter Enteral Nutr, 2006, 30 (1):

45 – 51.

［82］Giri R K, Rajagopal V, Kalra V K. Curcumin, the active constituent of turmeric, inhibits amyloid pepide – induced cytochemokine gene expression and CCR5 – mediated chemotaxis of THP – 1 monocytes by modulating early growth response – 1 transcription factor. J Neurochem, 2004, 91 (5): 1199 – 1210.

［83］Pendurthi U R, Rao L V. Suppression of transcription factor Eeg – 1by Curcumin. Thromb Res, 2000, 97: 179 – 189.

［84］Ringman J M, Frautschy S A, Cole G M, et al. A potential role of the curry spice curcumin in Alzheimer's disease. Curr Alzheimer Res, 2005, 2 (2): 131 – 136.

［85］Baum L, Ng A. Curcumin interaction with copper and iron suggests one possible mechanism of action in Alzheimer's disease animal models. J Alzheimer's Dis, 2004, 6 (4): 367 – 377.

［86］Lee J S, Surh Y J. Nrf2 as a novel molecular target for chemoprevention. Cancer Lett, 2005, 224 (2): 171 – 184.

［87］Nishinaka T, Ichijo Y, Ito M, et al. Curcumin activates human glutathione S – transferase P1 expression through antioxidant response element. Toxicol Lett, 2007, 170 (3): 238 – 247.

［88］Motterlini R, Foresti R, Bassi R, et al. Curcumin, an antioxidant and anti – inflammatory agent, induces heme oxygenase – 1 and protects endothelial cells against oxidativest ress. Free Radical Biology and Medicine, 2000, 28 (8): 1303 – 1312.

［89］Suh H W, Kang S, Kwon K S. Curcumin attenuates glutamate – induced HT22 cell death by suppressing MAP kinase signaling. Mol Cell Biochem, 2007, 298 (1/2): 187 – 194.

［90］Yang F, Lim G P, Begum A N, et al. Curcumin inhibits formation of amyloid beta oilgomers and fibrils, binds plaques, and reduces amyloid in vivo. J Biol Chem, 2005, 280: 5892 – 5901.